Göz Hastalıklarında Güncel Çalışmalar

Editör

Seda KARACA ADIYEKE

ISBN
978-605-258-967-0

Kitap Adı
Göz Hastalıklarında Güncel Çalışmalar

Editör
Seda KARACA ADIYEKE

Yayın Koordinatörü
Yasin Dilmen

Sayfa ve Kapak Tasarımı
Akademisyen Dizgi Ünitesi

Yayıncı Sertifika No
25465

Baskı ve Cilt
Sonçağ Matbaacılık

Bisac Code
MED085100

GENEL DAĞITIM

Akademisyen Kitabevi A.Ş.

Halk Sokak 5 / A
Yenişehir / Ankara
Tel: 0312 431 16 33
siparis@akademisyen.com

www.akademisyen.com

ÖNSÖZ

Akademisyen Yayınevi yöneticileri, yaklaşık 30 yıllık yayın tecrübesini, kendi tüzel kişiliklerine aktararak uzun zamandan beri, ticarî faaliyetlerini sürdürmektedir. Anılan süre içinde, başta sağlık ve sosyal bilimler, kültürel ve sanatsal konular dahil 1000 kitabı yayımlamanın gururu içindedir. Uluslararası yayınevi olmanın alt yapısını tamamlayan Akademisyen, Türkçe ve yabancı dillerde yayın yapmanın yanında, küresel bir marka yaratmanın peşindedir.

Bilimsel ve düşünsel çalışmaların kalıcı belgeleri sayılan kitaplar, bilgi kayıt ortamı olarak yüzlerce yılın tanıklarıdır. Matbaanın icadıyla varoluşunu sağlam temellere oturtan kitabın geleceği, her ne kadar yeni buluşların yörüngesine taşınmış olsa da, daha uzun süre hayatımızda yer edineceği muhakkaktır.

Akademisyen Yayınevi, kendi adını taşıyan **"Bilimsel Araştırmalar Kitabı"** serisiyle Türkçe ve İngilizce olarak, uluslararası nitelik ve nicelikte, kitap yayımlama sürecini başlatmış bulunmaktadır. Her yıl Mart ve Eylül aylarında gerçekleşecek olan yayımlama süreci, tematik alt başlıklarla devam edecektir. Bu süreci destekleyen tüm hocalarımıza ve arka planda yer alan herkese teşekkür borçluyuz.

Akademisyen Yayınevi A.Ş.

İÇİNDEKİLER

Bölüm 1

KORNEA ve OKÜLER YÜZEY TRANSPLANTASYONLARI

Mustafa KALAYCI

KORNEAL ANATOMİ

İnsan korneası şeffaf ve avasküler bir dokudur. Bu durum ışığın retinaya ulaşmasına olanak sağlar. Kornea iyi organize olmuş tabakalardan oluşur ve her tabaka dokunun canlılığını ve şeffaflığını korumada önemli rol oynar(1). Kornea dıştan içe; epitel, Bowman tabakası, stroma, Descement tabakası ve endotelden oluşur.

İnsan vücudundaki en yüksek yoğunluktaki sinir sonlanmaları korneada yer alır. Yetişkinlerde göz küresi çapı ortalama 24 mm'dir. Yenidoğanda ön-arka göz küresi çapı ortalama 16 mm iken, üç yaş civarında 23 mm'ye ulaşır. Erişkin formuna ise pubertede erişir. Kornea ve hümör aköz 43 dioptrilik kırıcılığa sahiptir ki bu kırıcılık gözün temel refraktif elementidir. Korneanın refraktif indeksi 1.376 dır. Ancak korneanın ön ve arka yüzünün toplam optik gücünü hesaplarken keratometrilerde bu değer 1.3375 olarak hesaplanır. Kornea beslenmesi gözyaşından oksijen difüzyonu ve hümör aközden glukoz alımı şeklinde olur. Ek olarak periferik kornea limbal dolaşımdan oksijen desteği alır.

Kornea kalınlığının 450 mikronunu yani %90'ını oluşturan stroma korneanın en kalın katmanıdır. Stroma; keratosit,kollajen fibriller ve ara maddeden oluşur. Kollajen fibriller stromanın ön üçte birlik kısmında oblik, arka üçte ikilik kısmında ise paralel düzenlenmiş lameller şeklindedir. Stroma ara maddesi glikoprotein ve mukoproteinlerden oluşur.

Descement membranı, kornea endotel tabakasının bazal membranıdır. Kornea guttata, Fuch's endotelyal distrofisinde görülen descement membranının santral çıkıntılarıdır. Bu çıkıntılar yaşla artar ve Fuch's gibi bazı hastalıklarda stromanın dekompanzasyonuna ve endotel hücre kaybına neden olur. Kornea endotel hücrelerinin proliferasyon özelliği yoktur. Bu yüzden göz içi cerrahisi, ani göz içi basıncı yükselmesi veya endotele zarar verebilecek diğer hastalıklarda endotel hücrelerinin hasar görmesi sonucu endotelde dekomponzasyon ve korneal ödem meydana gelebilir.

TARİHÇE

Kornea transplantasyonunun tarihi iki yüzyıldan daha fazladır. İlk denemeler şeffaf hayvan korneasının insan korneasına nakli şeklinde olmuştur (xenograft). 1886 da Von Hippel ilk lameller keratoplastiyi bildirmiştir. İlk başarılı penetran keratoplasti 1905 yılında Eduard Konrad Zirm tarafından gerçekleştirilmiştir. Modern keratoplastinin temelleri 1930'lu yıllarda VP Filatov tarafından atılmıştır. Kadavra kornealarının donör olarak kullanılması Filatov'un fikridir. 1950'lerde kortikosteroid ve antibiyotik damlaların kullanıma girmesi ve cerrahi gelişmeler penetran keratoplastiyi korneal transplantasyon cerrahisinde altın standart yapmıştır. Bununla birlikte özellikle son 10 yılda lameller keratoplasti teknikleri öne çıkmaktadır.

KERATOPLASTİ ÇEŞİTLERİ

1. Penetran Keratoplasti
2. Derin Anterior Lamellar Keratoplasti
3. Endotelyal Keratolasti (Figür-1)

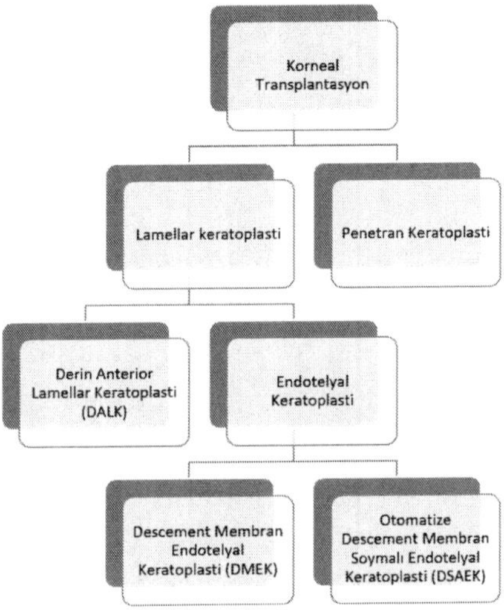

Resim 1: Keratoplasti çeşitleri akış şeması

Penetran keratoplasti tekniğinde korneanın tüm katları eksize edilirken, lamellar keratoplastinin derin anterior lameller keratoplasti (DALK) çeşidinde epitel ve stroma eksize edilir, endotel ve descement tabaka yerinde bırakılır.Yine bir tür lamellar keratoplasti çeşidi olan endotelyal keratoplastide ise endotel ve descement tabaka eksize edilerek donör endoteli ile değiştirilirken alıcıdaki epitel ve stroma tabaka yerinde bırakılır.

I.PENETRAN KERATOPLASTİ

Hasarlı korneanın sağlam kornea ile değiştirilmesi işlemine keratoplasti veya kornea transplantasyonu denir. Keratoplasti ameliyatı yapılmasının görme artışını sağlamak dışında ağrı giderici, korneadaki hastalığın eliminasyonu ve yayılımının engellenmesi, binoküleritenin sağlanması gibi faydaları vardır.

Keratoplastinin amacına göre sınıflandırılması 4'e ayrılır. Bunlar optik, terapotik, kozmetik ve rekonstruktif (tektonik) amaçlıdır. Son yıllarda endotelyal keratoplasti ve anterior lamellar keratoplasti tekniklerindeki yeni gelişmeler final görme açısından penetran keratoplastiye göre daha iyi sonuçlar vermektedir(2,3). Bu durum lamellar keratoplasti tercih oranını hızla yukarı çekmektedir. Orandaki hızlı artışa rağmen penetran keratoplasti hala dünyada en çok tercih edilen keratoplasti çeşididir(4). Penetran keratoplastinin DALK(derin anterior lamellar keratoplasti) ve DMEK(descement membran endotelyal keratoplasti) tekniğine göre avantajı korneal ara yüzünde oluşan kırışma, katlanma gibi optik yüzeyi bozan problemlerin oluşmamasıdır. Diğer cerrahi tekniklere göre dezavantajları ise en başta regüler ve irregüler astigmatizmaya neden olması, tam kat kesinin yara iyileşmesini geciktirmesi, daha uzun süreli steroidli damlaların kullanımına bağlı olarak göz içi tansiyonunda artış ve glokom ile katarakt gelişimi sayılabilir. Ayrıca sütürlerin daha uzun süre korneada kalmasına bağlı olarak sütürler enfeksiyona, inflamasyona ve immün reaksiyonun uyarılmasına bağlı neovaskülarizasyon ve greft reddine neden olabilir. Ekspülsif hemoraji ve endoftalmi sıklığı diğer tekniklere göre penetran keratoplastide daha sıktır. Penetran keratoplasti sonrası ilk 10 yılda endotel hücre sayısı ortalama %67 oranında azalma gösterir(5). Kimyasal yanık sonrası, otoimmün hastalığı olan, daha önceden greft reddi olan hasta gruplarında yapılan penetran keratoplasti sonrası komplikasyon gelişme ve greft reddi oranı %49 oranıdadır(5). Fungal keratit gibi tedaviye yanıt vermeyen derin korneal yerleşimli korneal enfeksiyonların tedavisinde penetran keratoplasti hala altın standarttır(6). Bununla birlikte seçilmiş korneal enfeksiyon vakalarında DALK greft reddini önlemek açısından tercih edilebilir(7).

Hastalık grupları arasında yapılan bir araştırmada penetran keratoplasti sonrası 10 yıl sonra en iyi greft sağkalımı %89 ile keratokonusta izlenmiştir. Bunu %73 ile Fuch's distrofisi, %70 ile herpetik olmayan korneal skarlar, %60 herpetik skarlar, %40 psödofakik ve afakik korneal ödem, %37 ile korneal regreftler izlemiştir(8). Bu çalışmalar bize göstermiştir ki, penetran keratoplastideki greft sağkalımı birden çok faktöre bağlıdır. Bunların birçoğu hala anlaşılamamakla birlikte greft reddinin en büyük nedeni endotel hücrelerinin kaybıdır. Yine ilk 10 yıldan sonra endotel hücre kaybının devam etmesi geç dönem greft reddinin önemli bir sebebidir(9). Penetran keratoplastiden anterior lamellar keratoplastiye geçişi arttıran önemli etkenlerden birisi de endotel hücre yetmezliğine bağlı oluşan greft reddi oranlarındaki artıştır. Çünkü anterior lamellar keratoplastide endotel tabaka donörden alıcıya transplante edilmediği için greft reddi oranı yok denecek kadar azdır.

II.ANTERİOR LAMELLAR KERATOPLASTİ

Anterior lamellar keratoplasti alıcının anormal anterior korneal dokularının descement ve endotel tabakalarına dokunulmaksızın eksize edilmesi ve donörden alınan sağlıklı anterior dokuların bu bölgeye eksie edilmesidir. Endikasyonları arasında keratokonus, korneal distrofiler, korneal skarlar, kimyasal yanıklar ve trahom keratopatisi sayılabilir. Terapotik olarak rekürren pterjium ve konjuktival intraepitelyal neoplazide tedavi amaçlı kullanılır. Anterior lamellar keratoplasti cerrahisinin zorluğu, korneal stromal tabakaların descement ve endotel gibi çok ince tabakalardan ayırma işleminin manuel yapılması ve bu işlemin öğrenme eğrisinin uzun sürmesidir. Desmetik DALK tekniğinde donörün tüm korneal stromal tabakaları minimal hasarla alıcı endoteline arayüzde optik kaliteyi bozacak herhangi bir sorun olmadan aktarılmalıdır. Bu işlem en çok Anwar'ın Big Bubble(büyük balon) tekniği ile gerçekleştirilir(10). Bu teknikte derin stroma tabakalrı arasına hava verilir ve stromanın descement tabakadan ayrılması sağlanır. Ayrılma esnasında büyük bir balon oluşumu izlenir. Anterior lamellar keratoplastinin komplikasyonları intraoperatif ve postoperatif olarak iki gruba ayrılır. En önemli intraoperatif komplikasyon descement membranın perforasyonu olup lamellar yatak üzerinde hümör aköz sıvısının görülmesi ile tanı konur. Bu nedenle lamellar yatak disseksiyon sırasında her zaman kuru tutulmalıdır. Mikroperforasyonlarda ön kamaraya hava verilerek işleme devam edilebilir. Ama makroperforasyonlarda işlem penetran keratoplasti tekniğine dönmelidir. Yapılan bir çalışmada intraoperatif perforasyon oranının %4' den %39'a değişkenlik gösterdiği ve bu perforasyonların penetran keratoplastiye dönme oranının %0 ile %14 olduğu bildirilmiştir811). En sık olan ameliyat sonrası komplikasyon greftin beklenen sürede epitelize olmamasıdır. Descement membranda katlantılar ve çift ön kamara oluşumu diğer postoperatif komplikasyonlardır. Çift ön kamara oluşumunun tedavisi her iki kamaradan sıvının drene edilmesi ve ön kamaraya hava verilmesi şeklindedir.

III.ENDOTELYAL KERATOPLASTİ

Endotelyal keratoplasti korneal endotel disfonksiyonlarının tedavisinde devrim yaratan bir ameliyat tekniğidir. Penetran keratoplasti ile karşılaştırıldığında endotelyal keratoplastide gözün yapısal bütünlüğü korunurken daha hızlı ve güvenilir görsel rehabilitasyon sağlanır(12). Dünyada endotelyal keratoplasti sayısı her geçen gün giderek artmakta ve Amerika Birleşik Devletleri'nde 2012 yılı itibariyle penetran keratoplasti sayısını aşmıştır(12). Modern endotelyal keratoplasti teknikleri alıcı korneanın stromasından descement ve endotel tabakaların soyulmasını, verici korneadan alınan endotel ve descement tabakaların sütür kullanılmadan hava tamponadı yardımıyla alıcı yatağa yerleştirilmesini içerir. Bu prosedür descement soymalı endotelyal keratoplasti (DSEK ve DSAEK) olarak adlandırılır. Bu prosedürlerin daha yeni versiyonları da geliştirilmektedir. Bunlar descement membran endotelya keratoplasi (DMEK) ve descement membran otomatize endotelyal keratoplasti (DMAEK) olup bu prosedürlerin diğerlerinden farkı sadece endotel ve descement tabaka içerir, stromal tabaka içermez. Endotelyal keratoplasti, Fuch's endotelyal distrofi ya da büllöz keratopati gibi endotel tabakanın etkilendiği patolojilerde hastalıklı posterior kornea tabakalarının uzaklaştırılmasını ve bunların donörden alınan parçalarla değişimini amaçlar. Penetran keratoplastiye göre avantajları ameliyata bağlı astigmatizmanın oluşmaması, suprakoroidal hemoraji gibi intraoperatif komplikasyonların olmaması, sütür konulmaması, yara ayrılma riskinin azalması, sütürün indüklediği korneal neovaskülarizasyon olmaması, steroid kullanımının daha az ve daha kısa süreli olması ve buna bağlı daha az katarakt ve glokom gelişmesi olarak sayılabilir. Aynı zamanda sütür konulmadığı için hastanın kontrolleri de azaltılmış olur. Penetran keratoplastiye göre dezavantajları ise cerrahi tekniği öğrenmenin daha uzun ve zor olması,tekrar hava verilmesini gerektiren greft dislokasyonu, endotel greft reddi, korneal arayüzde katlanma ve sikatrizasyon oluşması ve iyatrojenik glokom olarak sıralanabilir(13). Beklenmedik greft dislokasyonu öğrenmeye yeni başlayan cerrahlarda %50 oranına kadar çıkabilmekte, öğrenme arttıkça bu oran %4'lere kadar düşmektedir. Yapılan bir çalışmada tecrübeli cerrahların yaptığı ameliyatlarda greft dislokasyonu oranı ortalama %10, greft yetmezliği %1 civarında bulunmuştur(14). Maliyet-fayda analizleri endotelyal keratoplastinin penetran keratoplastiye göre daha az maliyetli olduğunu göstermiştir(15). Bu da endotelyal keratoplastinin penetran keratoplastiye bir diğer üstünlüğüdür. Endotelyal keratoplasti endikasyonları şunlardır:

1. Fuch's endotelyal korneal distrofi
2. Psödofakik büllöz keratopati
3. Afakik büllöz keratopati
4. Başarısız korneal greftler (penetran veya endotelyal)
5. Travmaya bağlı endotel yetmezliği

6. Posterior polimorfoz distrofi
7. İridokorneal endotelyal sendrom

Tam kat korneal skar ile birlikte olan son evre büllöz keratopatilerde penetran keratoplasti, endotelyal keratoplastiye göre görme artışı açısından daha faydalıdır. Fakat birincil amacın görme artışı olmadığı sadece ağrıdan şikayetçi olan hastalarda postoperatif komplikasyonlardan kaçınmak için endotelyal keratoplasti öncelikli seçenek olarak düşünülebilir. Yine ön kamarada yeterli alan olduğu sürece göz içi glokom şantı olan, periferal anterior sineşisi olan, aniridi veya ön kamara lensi olan hastalarda uygun tekniklerle endotelyal keratoplasti yapılabilir. Aniridili veya afakik gözlerde teknik olarak DMEK yerine DSEK tercih edilmelidir. Çünkü DMEK tekniğinde greft çok ince olduğu için arka kamaraya kolayca kaçabilir. Görme düzeyini anlamlı ölçüde azaltan lens opasitesi ile birlikte endotel hücre disfonksiyonu olan hastalarda endotelyal keratoplasti katarakt operasyonu ile birlikte veya daha sonra yapılabilir. İki prosedürü aynı anda yapmak hasta açısından daha faydalıdır çünkü daha az maliyetli ve hasta için daha kolaydır. Kombine prosedürün komplikasyonların oranında da bir artış yapmadığı yapılan çalışmalarda gösterilmiştir. Günümüzde endotelyal keratoplasti teknikleri içinde DSAEK daha baskın bir tekniktir. Bununla birlikte DMEK cerrahisindeki donör hazırlama ve göz içi manipülasyon tekniklerinde yeni gelişmeler olması, DMEK cerrahisinin tercih edilebilirliğini arttıracaktır.

Oküler Yüzey Transplantasyonları

Oküler yüzey, korneal ve konjonktival olmak üzere iki farklı mukoza epitelinden oluşmaktadır. Korneal epitel kök hücreleri limbal kriptlerinde ve limbal bazal tabakada yerleşimlidir(16). Sağlıklı kornea epiteli için korneal epitel kök hücrelerinin varlığı çok önemlidir. Oküler yüzey rekonstrüksiyonu gereksinimi duyulan hastalıkların ortak yönü kornea epitel kök hücrelerinin zarar görmesidir. Steven-Johnson sendromu, kimyasal yanık, oküler skatrisyel pemfigoid ve aniridide bu kök hücrelerinin tamamının hasarı söz konusudur(Tablo-1). Bu hastalıklarda bu hücrelerin yokluğu sonucu komşu inflame konjuktiva epitel hücrelerinin korneal yüzeye ilerlediği ve bu bölgede neovaskülarizasyon ve subepitelyal fibrozis yaparak görme düzeyini düşürdüğü bilinmektedir.

Tablo 1: Korneal kök hücre yetmezliği yapan nedenler

Konjenital	Travma	İyatrojenik	Otoimmün
Sklerokornea	Kimyasal yanıklar	Uzun süre topikal damla kullanımı	Oküler sikatrisyel pemfigoid
Aniridi	Termal yanıklar	Çok sayıda limbal bölge cerrahisi	Steven-Johnson sendromu
Ektodermal displazi	Kontakt lens kullanımı		Atopik keratokonjonktivit
Senter sendromu			Romatoid artrit
Kriptoftalmus			

Sıklıkla kuru göz, meibomian bez disfonksiyonu, ektropion, entropion, trikiazis, semblefaron ile birlikte görülen bu hastalıkların cerrahi tedavisinde keratoplasti tekniklerinin tek başına başarılı sonuçlar vermediği, transplante edilen greftin vaskülarize olduğu ve sekonder glokom gibi sorunların ortaya çıktığı görülmüştür. Limbal kök hücre transplantasyonu, amniyon membran transplantasyonu, kültive edilmiş(ex vivo) limbal epitelyal hücre transplantasyonu ve kültive edilmiş(ex vivo) oral mukozal epitel hücre transplantasyonu gibi oküler yüzey rekonstrüksiyon işlemlerinin yaygınlık kazanması bu prosedürlerle birlikte yapılan keratoplasti ameliyatlarının da başarısını arttırmıştır.

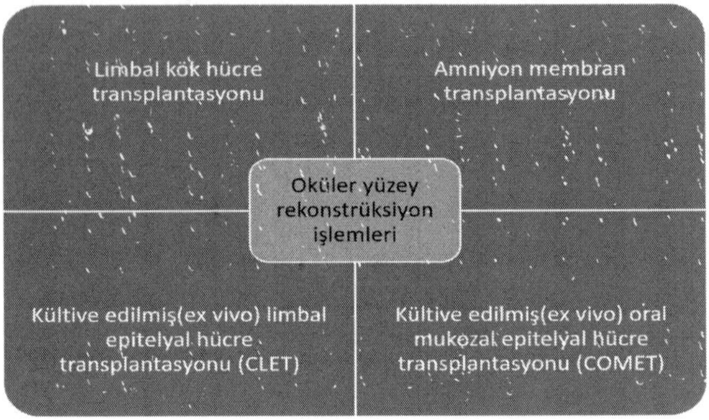

Resim 2 : Oküler yüzey rekonstrüksiyon işlemleri

1.LİMBAL KÖK HÜCRE TRANSPLANTASYONU

Tek taraflı limbal kök hücre yetmezliği olan hastalarda, korneanın yüzey rekonstrüksiyonu için otolog limbal hücreler transplantasyon amaçlı kullanılabilir(17). Bununla birlikte bu prosedür sağlıklı gözden geniş bir limbal greft gerektirdiği için sağlıklı gözde limbal kök hücre yetmezliğine yol açabilir(18). Her iki gözü etkilenen hastalarda limbal otogreft denenmemelidir(19). Limbal allogreft kök hücre transplantasyonu tek veya her iki gözü etkilenen hastalarda uygulanabilen bir ameliyattır. Ama bu işlem açısından donör kıtlığının mevcudiyeti ve postoperatif komplikasyonların olması ameliyatın ana sorunlarıdır. Postoperatif komplikasyonlar başlıca greft reddi, bakteriyel ve fungal keratitlerdir(20). Allogreft limbal kök hücre transplantasyonu uzun dönem immünsupesyon tedavisi gerektirir. Bu durum ciddi sistemik yan etkilere yol açar. Böbrek ve karaciğere zarar vermesi yanında sistemik enfeksiyonlar da ortaya çıkabilir. Steven-Johnson sendromlu ve oküler pemfigoid hastalarında limbal kök hücre transplantasyonu sonrası immünsupresif tedavi verilse bile greft yetmezliği yaygındır. Yine donör sayısının az olması bu alanda sorun oluşturmaktadır.

2.KÜLTİVE EDİLMİŞ(EX VİVO) LİMBAL EPİTELYAL HÜCRE TRANSPLANTASYONU (CLET)

Otolog kültive edilmiş limbal epitelyal hücre transplantasyonu ilk olarak 1997'de Pellegrini ve arkadaşları tarafından bildirilmiştir. Pellegrini ve arkadaşları kornea epitel hücrelerini yumuşak kontakt lens üzerinde kültive ederek kimyasal yanıklı iki olguya transplante edip başarılı sonuçlar bildirmişlerdir(21). Bu bildiriden sonra birçok araştırmacı CLET tekniğinin etkili ve güvenilir olduğunu bildirmişlerdir(22). Amniyotik membran ve fibrin yapıştırıcılar hücre kültive etmek için taşıyıcı ortam olarak kullanılmıştır. Özellikle amniyotik membranın kök hücreler için doğal substrat olması tercih edilebilirliğini arttırmıştır(23). Amniyotik membrandan salınan epidermal büyüme faktörü, keratinosit büyüme faktörü, hepatosit büyüme faktörü ve fibroblast büyüme faktörü gibi sitokinler limbal kök hücre gelişiminde önemli rol oynar. Ayrıca amniyotik bazal membran, korneal kök hücrelerin adezyonu için bazal membran işlevi görür. Rama ve arkadaşlarının yaptığı bir çalışmada 107 hastanın oküler yüzey rekonstrüksiyonu CLET tekniği ile yapılmış olup %76.6 oranında korneal rejenerasyon sağlanmıştır(24). Ayrıca herhangi bir yan etki gözlenmemiştir.

3.KÜLTİVE EDİLMİŞ(EX VİVO) ORAL MUKOZAL EPİTELYAL HÜCRE TRANSPLANTASYONU (COMET)

CLET tekniği tek taraflı limbal kök hücre yetmezliğinde uygulanabilirken, çift taraflı yetmezlikte uygulanamayan bir cerrahidir. Çünkü hastalar her iki gözdeki bütün limbal kök hücrelerini kaybetmişlerdir. Bu durumun sonucu olarak bilateral limbal kök hücre yetmezliği olan hastalar için otolog kültive edilmiş oral mukozal epitelyal hücre transplantasyonu tekniği geliştirilmiştir(25). Bu teknikte ağız mukozasından biyosi ile alınan 2-3 mm uzunluğundaki dokular 2-3 hafta süreyle taşıyıcı olarak amniyon zar üzerinde "air-lifting" metoduyla kültive edilir. Kültive edilen hücrelerin korneal epitel hücrelerine fenotipik olarak çok benzediği bildirilmiştir. Kültivasyonu tamamlanmış hücreler 10-0 naylon sütür ile alıcı yatağa sütüre edilir. Transplante edilen mukozal hücrelerin bir süre sonra kornea hücresi gibi davrandığı gözlenmiştir.

4.AMNİYON MEMBRAN TRANSPLANTASYONU

Amniyon membranı 0,1-0,5 mm kalınlığında olup fetal membranın iç yüzüdür. 5 katmandan oluşur. Bunlar;

1. Epitel
2. Bazal membran
3. Kompakt katman
4. Fibroelastik katman
5. Süngerimsi katmandır.

1995 yılında Kim ve Tseng'in tavşanlarda yaptıkları çalışmada amniyon membranının oküler yüzey hasarında minimal skar ve enflamasyonla iyileştiğini göstermmesi sonrası amniyon membran transplantasyonu giderek popüler olmuştur(26). Amniyon membranın göz cerrahisindeki en yaygın kullanım alanları persistan epitel defektleri, medikal tedaviye yanıt vermeyen korneal ülserler ve tekrar eden pterjium cerrahileridir. Amniyotik membran transplantasyonu için cerrahi endikasyonlar listesi tablo-2'de detaylı olarak verilmiştir.

Tablo 2: Amniyotik membran transplantasyonu için cerrahi endikasyonlar

Greft olarak kullanımı	Yama olarak kullanımı	Kök hücre kültürlerine taşıyıcı olarak kullanımı
Pterjiyum	Kimyasal veya termal yanıkların akut safhası	Limbal kök hücre yetmezliği
Semblefaron lizis	Steven-Johnson sendromu	
Konjonktivoşalazis	PRK sonrası skardan korunmak	
Bleb kaçağı veya revizyonu	Tedaviye yanıt vermeyen ülseratif keratit: VZV, HSV	
Skleral erime		
Kapak veya orbita rekonstruksiyonu		
Parisyel veya total limbal kök hücre yetmezliği		
Bant keratopati		
Erozyonlu ağrılı büllöz keratopati		
Kimyasal yanıklar ve Steven-Johnson sendromu		

KAYNAKLAR

1. Feizi S. Corneal endothelial cell dysfunction: etiologies and management. Ther Adv Ophthalmol. 2018;10:2515841418815802. Published 2018 Dec 7. doi:10.1177/2515841418815802
2. Luengo-Gimeno F, Tan DT, Mehta JS. Evolution of deep anterior lamellar keratoplasty (DALK). Ocul Surf 2011; 9: 98–110.
3. Lee WB, Jacobs DS, Musch DC, Kaufman SC, Reinhart WJ, Shtein RM. Descemet's stripping endothelial keratoplasty: safety and outcomes: a report by the American Academy of Ophthalmology. Ophthalmology 2009; 116: 1818–30.
4. Tan DT, Dart JK, Holland EJ, Kinoshita S. Corneal transplantation. Lancet. 2012;379(9827):1749–1761. doi:10.1016/S0140-6736(12)60437-1
5. Griffith M, Alarcon EI, Brunette I. Regenerative approaches for the cornea. J Intern Med. 2016;280(3):276–286. doi:10.1111/joim.12502
6. Ti SE, Scott JA, Janardhanan P, Tan DT. Therapeutic keratoplasty for advanced suppurative keratitis. Am J Ophthalmol 2007; 143: 755–62.
7. Anshu A, Parthasarathy A, Mehta JS, Htoon HM, Tan DT. Outcomes of therapeutic deep lamellar keratoplasty and penetrating keratoplasty for advanced infectious keratitis: a comparative study. Ophthalmology. 2009;116(4):615–623. doi:10.1016/j.ophtha.2008.12.043
8. Williams KA, Lowe M, Bartlett C, Kelly TL, Coster DJ; All Contributors. Risk factors for human corneal graft failure within the Australian corneal graft registry. Transplantation. 2008;86(12):1720–1724. doi:10.1097/TP.0b013e3181903b0a
9. Patel SV, Hodge DO, Bourne WM. Corneal endothelium and postoperative outcomes 15 years after penetrating keratoplasty. Am J Ophthalmol. 2005;139(2):311–319. doi:10.1016/j.ajo.2004.09.045
10. Anwar M, Teichmann KD. Deep lamellar keratoplasty: surgical techniques for anterior lamellar keratoplasty with and without baring of Descemet's membrane. Cornea. 2002;21(4):374–383. doi:10.1097/00003226-200205000-00009
11. Reinhart WJ, Musch DC, Jacobs DS, Lee WB, Kaufman SC, Shtein RM. Deep anterior lamellar keratoplasty as an alternative to penetrating keratoplasty a report by the american academy of ophthalmology. Ophthalmology. 2011;118(1):209–218. doi:10.1016/j.ophtha.2010.11.002
12. Price MO, Gupta P, Lass J, Price FW Jr. EK (DLEK, DSEK, DMEK): New Frontier in Cornea Surgery. Annu Rev Vis Sci. 2017;3:69–90. doi:10.1146/annurev-vision-102016-061400
13. Price MO, Gorovoy M, Benetz BA, et al. Descemet's stripping automated endothelial keratoplasty outcomes compared with penetrating keratoplasty from the Cornea Donor Study. Ophthalmology. 2010;117(3):438–444. doi:10.1016/j.ophtha.2009.07.036
14. Terry MA. Endothelial keratoplasty: history, current state, and future directions. Cornea. 2006;25(8):873–878. doi:10.1097/01.ico.0000244869.54761.50

15. Beauchemin C, Brunette I, Boisjoly H, Freeman EE, Popescu M, Lachaine J. Economic impact of the advent of posterior lamellar keratoplasty in Montreal, Quebec. Can J Ophthalmol. 2010;45(3):243–251. doi:10.3129/i10-026
16. Dua HS, Shanmuganathan VA, Powell-Richards AO, Tighe PJ, Joseph A. Limbal epithelial crypts: a novel anatomical structure and a putative limbal stem cell niche. Br J Ophthalmol. 2005;89(5):529–532. doi:10.1136/bjo.2004.049742
17. Kenyon KR, Tseng SC. Limbal autograft transplantation for ocular surface disorders. Ophthalmology. 1989;96(5):709–723. doi:10.1016/s0161-6420(89)32833-8
18. Chen JJ, Tseng SC. Corneal epithelial wound healing in partial limbal deficiency. Invest Ophthalmol Vis Sci. 1990;31(7):1301–1314.
19. Dua HS, Azuara-Blanco A. Autologous limbal transplantation in patients with unilateral corneal stem cell deficiency. Br J Ophthalmol. 2000;84(3):273–278. doi:10.1136/bjo.84.3.273
20. Samson CM, Nduaguba C, Baltatzis S, Foster CS. Limbal stem cell transplantation in chronic inflammatory eye disease. Ophthalmology. 2002;109(5):862–868. doi:10.1016/s0161-6420(02)00994-6
21. Pellegrini G, Traverso CE, Franzi AT, Zingirian M, Cancedda R, De Luca M. Long-term restoration of damaged corneal surfaces with autologous cultivated corneal epithelium. Lancet. 1997;349(9057):990–993. doi:10.1016/S0140-6736(96)11188-0
22. Koizumi N, Inatomi T, Suzuki T, Sotozono C, Kinoshita S. Cultivated corneal epithelial stem cell transplantation in ocular surface disorders. Ophthalmology. 2001;108(9):1569–1574. doi:10.1016/s0161-6420(01)00694-7
23. Grueterich M, Espana EM, Tseng SC. Ex vivo expansion of limbal epithelial stem cells: amniotic membrane serving as a stem cell niche. Surv Ophthalmol. 2003;48(6):631–646. doi:10.1016/j.survophthal.2003.08.003
24. Rama P, Matuska S, Paganoni G, Spinelli A, De Luca M, Pellegrini G. Limbal stem-cell therapy and long-term corneal regeneration. N Engl J Med. 2010;363(2):147–155. doi:10.1056/NEJMoa0905955
25. Nakamura T, Inatomi T, Sotozono C, Amemiya T, Kanamura N, Kinoshita S. Transplantation of cultivated autologous oral mucosal epithelial cells in patients with severe ocular surface disorders. Br J Ophthalmol. 2004;88(10):1280–1284. doi:10.1136/bjo.2003.038497
26. Kim JC, Tseng SC. Transplantation of preserved human amniotic membrane for surface reconstruction in severely damaged rabbit corneas. Cornea. 1995;14(5):473–484.

Bölüm 2

KATARAKT TİPLERİ ve GÜNCEL TEDAVİ YAKLAŞIMLARI

Mustafa KALAYCI

Katarakt, gözün içindeki kristalin merceğin bulutlanması olup görme düzeyinde azalmaya neden olur. Dünyada tedavi edilebilir görme azalması ve körlüğün başlıca nedeni katarakt olarak bilinir. Dünya çapında tahminen 95 milyon insan katarakttan etkilenmektedir. Göz içi mercek yerleştirilen katarakt cerrahisinin dünyada tıp alanındaki en etkili ve yaygın cerrahi teknik olduğu düşünülmektedir. Göz içi lenslerinde ileri teknolojinin gelişmesiyle birlikte, katarakt ameliyatı ile birlikte astigmatizm veya presbiyopinin veya her ikisinin tedavisi mümkündür. Katarakt oluşumunda yaşlanma en sık görülen neden olmasına rağmen, sistemik hastalıklar, travma, ilaçlar da dahil olmak üzere diğer faktörlerle birlikte genetik yatkınlığın da katarakt oluşumu ile ilişkili olduğu bilinmektedir(1).

GİRİŞ

Lens, saydam ve bikonveks bir yapıdadır. Retinaya ışığı kırmak ve odaklamak için yardımcı olur. İnce bir kapsül ile çevrili liflerden oluşan lens her iki tarafındaki zonüller tarafından desteklenmekte ve bunlara ilaveten fibrilleri lens epitelinden üretilir ve bu fibriller periferden merkeze doğru göç eder(2). Dolayısıyla lensin nükleus denen çekirdek kısmı eski lens fibrillerinden oluşur, yeni oluşan fibriller ise lensin dış katmanı olan korteksi oluşturur. Katarakt, lensin opaklaşması sonrası şeffaflığının kaybı sonucu oluşur.

PATOFİZYOLOJİ VE SINIFLANDIRMA

Etiyolojiye göre kataraktlar; yaşlanmaya bağlı, konjenital ve diğer sebeplere sekonder kataraktlar olarak sınıflandırılır. Yaşa bağlı katarakt, yetişkinlerde en sık görülen tip olup genellikle 50 yaş civarında başlar. Lensteki opaklaşmanın yerine göre yaşa bağlı kataraktlar üçe ayrılır. Bunlar; nükleer, kortikal ve arka subkapsüler kataraktlardır. Lens epitel hücreleri lensin en aktif hücreleri olup oksidasyona en çok maruz kalan hücrelerdir. Bu hücreler daha sonra lens ekvatoruna lens fibrillerini oluşturmak üzere göç eder ve lensin merkezi bölgesinde sıkılaşır. Bu durum, lensin opaklaşması ve nükleer sklerozu ile sonuçlanır(3).

Kortikal katarakt sıklıkla kama şeklindedir, kortekste başlayarak lensin merkezine doğru uzanmaktadır. Arka subkapsüler katarakt, plak benzeri bir opaklığın lensin aksiyel hattında arka kortikal tabakasında gelişmesi ile oluşur. Hastalarda çoğunlukla birden fazla katarakt tipi aynı anda bulunur. Konjenital kataraktlar doğum anındaki lens opasitesi olarak adlandırılırken, infantil kataraktlar hayatın ilk yılında gelişen lens opasiteleri olarak bilinmektedir. Pediatrik kataraktlar sebebe bağlı tek veya çift taraflı olabilir. Bunların üçte biri genetik, üçte biri sendromlarla veya diğer göz anomalileri ile birlikte iken diğer üçte birlik kısmının nedeni bilinmemektedir. Katarakt oluşumu ilaçlar tarafından indüklenebilir. Steroidlerin uzun süreli kullanımının arka subkapsüler katarakt oluşumu ile çok güçlü birlikteliği vardır. Diğer katarakt oluşumuna neden olan ilaçlar arasında amiadoron, fenotiazinler ve busulfanlar sayılabilir. Katarakt oluşumuna neden olan diğer sebepler arasında kimyasal ve mekanik travma, elektrik çarpması, iyonize, infrared ve ultraviyole radyasyon sayılabilir. Psödoeksfolyasyon sendromu, Fuch's üveiti ve kronik üveitler de lenste katarakt benzeri değişiklikler meydana getirir.

RİSK FAKTÖRLERİ

Katarakt oluşumu multifaktöryel bir süreçtir. Birçok hastada katarakt oluşumu yaşa bağlı bir süreç olsa da, oluşumunu arttıran riskleri saptamak ve koruyucu önlemler almak kataraktın ilerlemesini engelleyebilir. Nükleer katarakt gelişiminde %35 oranında genetik faktörlerin etkisi vardır(4). Yaşa bağlı oluşan kataraktlarda ise genetik faktörlerin etkisi oldukça azdır.

Konjenital kataraktlarda genetik faktörler %50 civarında yüksek bir orana sahiptir. Büyük çoğunluğu otozomal dominant iken otozomal resesif ve X'e bağlı kalıtımla da oluşabilir. Yirminin üzerinde konjenital katarakta neden olan genetik lokus tanımlanmıştır. Bu lokuslar lens gelişimi esnasında proteinlerin yanlış yerleşimine yol açarak etkisini göstermektedir.

Katarakt oluşumuna neden olan diğer risk faktörleri arasında bayan cinsiyet, düşük sosyoekonomik seviye, sigara içme, malnütrisyon, yüksek sistemik kan basıncı, tip 2 diyabet, hipokalsemi sayılabilir. Diabetik hastalarda katarakt, normal hastalara göre ortalama 20 yıl öncesinde oluşmaya başlar ve cerrahi olarak daha erken tedavi edilir. Beyaz ırkta katarakt siyah ırka göre daha erken yaşlarda ortaya çıkmaktadır. Yapılan bir araştırmada kataraktın Asya kökenli insanlarda Avrupa kökenli insanlara göre daha erken yaşlarda geliştiği saptanmıştır.

SEMPTOMLAR

Farklı katarakt çeşitlerinin görsel semptomlar üzerine farklı etkileri vardır. Hastalar genellikle bulanık görme, ışık parlamaları ve halelerden şikayetçidir. Nükleer katarakt tipik olarak uzak görmeyi daha fazla etkilerken, arka subkapsüler olanlar yakın görmede azalmaya sebep olur. İlerleyici nükleer skleroz tipler ise refraktif indekste artışa yol açarlar. Bu refraktif indeksteki artış ışığı daha fazla kırarak gözdeki miyopiyi arttırır. Bu durumda hastanın uzak görmesi bozulurken, paradoksik olarak yakın görmede artışa sebep olur. Parıltı şikayeti genelikle arka subkapsüler katarakt hastalarında olur. Lens opasitesindeki değişikliğe bağlı olarak hastalar monoküler diplopi dediğimiz tek gözde çift görme şikayeti tarifleyebilir.

YÖNETİM

Günümüzde kataraktın en güncel tedavisi, operasyonla ekstraksiyonu ve yerine göz içi mercek yerleştirmektir. Cerrahi için endikasyonlar, görme düzeyinin düşmesi ve hastanın günlük işlerini yapmaya engel olmasıdır. Bunun yanı sıra lensin indüklediği inflamasyonlarda, diabetik retinopati gibi fundusun görülmesi gereken durumlarda ve glokomu önleme amaçlı katarakt cerrahisi yapılmaktadır. Son yıllarda katarakt cerrahisindeki tekniklerin ve teknolojinin gelişmesine rağmen cerrahi sonucun iyi olması ameliyat öncesi ve sonrası değerlendirme ve tedaviye oldukça bağımlıdır. Katarakt cerrahisinin sonucu ise preoperatif görme keskinliğinden bağımsızdır(5).

I.Preoperatif değerlendirme

Katarakt ameliyatı öncesi rutin medikal araştırmalar gerekli değildir ve bunların cerrahi sonuç üzerine etkisi yoktur(6). Cerrah, hastanın sistemik hastalıklarını, kullandığı sistemik ve topikal ilaçları ameliyat öncesi sorgulamalıdır. Antiplatelet ve antikoagülan ilaçların ameliyat öncesi kesilmesine gerek yoktur. Çünkü bu ilaçların görmeyi tehdit eden hemorajik komplikasyonları arttırdığı ispatlanamamıştır(7). Benign prostat hiperplazisinde kullanılan $\alpha 1$ adrenerjik reseptör antagonistleri, intraoperatif floppy iris sendromuna neden olur. Floppy iris, ameliyat esnasında komplikasyonların artmasına yol açabilir. Bu komplikasyonlar arasında iris prolapsusu ve progresif intraoperatif miyozis önemlidir. Ameliyat öncesi ilacın kesilmesinin floppy iris oluşumunu engellemesi üzerine etkisi minimaldir.

Pediatrik kataraktlar ve bilateral kataraktlar genellikle sistemik veya metabolik hastalıklarla birliktedir. Bu yüzden detaylı bir aile ve doğum öyküsü alınması önemlidir. Kontrolsüz hipertansiyon, hiperglisemi, stabil olmayan kalp hastalığı, solunum yetmezliği ve yaygın sistemik hastalık mevcut ise katarakt ameliyatı ertelenmelidir.

Ameliyat öncesi detaylı göz muayenesi; görme keskinliği, refraksiyon, göz tansiyonu, biomikroskopik muayene ve fundus bakısını içerir. Kataraktın sert olduğu ve fundusun seçilemediği durumlarda B Scan USG ile retina, optik disk ve vitreus değerlendirilebilir. Katarakt evresinin belirlenmesinde Lens Opasifikasyon Sistemi III geniş kullanım alanına sahiptir(8).

II.Katarakt Cerrahisinde Anestezi

Katarakt ameliyatında kullanılan anestezi çeşitleri genel ve lokal olarak ikiye ayrılır. Lokal anestezi ise topikal, retrobulber, peribulber, subtenon ve subkonjonktival anestezi olmak üzere beşe ayrılır. Retrobulber anestezinin glob penetrasyonu, optik sinir hasarı ve retrobulber hemoraji yapma riski vardır. Fakat yapılan çalışmalarda bu riskin oldukça düşük olduğu bulunmuştur(9). Genel anestezi, çocuk hastalarda ve ameliyat süresince kooperesyon kurulamayacak hastalarda tercih edilmelidir. Günümüzde katarakt ameliyatında en çok tercih edilen anestezi topikal anestezidir.

III.Cerrahi Teknikler

Günümüzde katarakt ameliyatı için 4 teknik mevcuttur. Bunlar;

1. İntrakapsüler katarakt ekstraksiyonu
2. Ekstrakapsüler katarakt ekstraksiyonu
3. Fakoemülsifikasyon cerrahisi
4. Femtosaniye lazer yardımlı fakoemülsifikasyon cerrahisidir(-Resim-1).

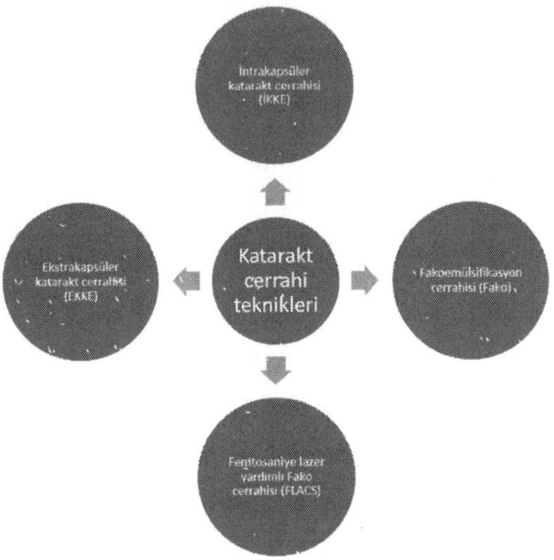

Resim-1: Katarakt cerrahi teknikleri

1.İntrakapsüler katarakt cerrahisi

İntrakapsüler katarakt cerrahisi lensin kapsülüyle birlikte tamamının çıkarılmasıdır. Bu ameliyat esnasında göz içi mercek yerleştirilmediği için ameliyat sonrası hastaya yüksek hipermetropik gözlükler verilmektedir. Yüksek komplikasyon oranı ve göz içi mercek konulamaması nedeniyle sınırlı sayıda vakada tercih edilmektedir.

2.Ekstrakapsüler katarakt cerrahisi

Ekstrakapsüler katarakt cerrahisinde opaklaşmış katarakt çıkarılırken, kapsül ve zonüler bağlantılar korunmaktadır. Kapsüler yatak, göz içi mercek yerleştirilmesi için iskele görevi görür. Bu teknikte göz içi mercek yerleştirilmesine karşın geniş bir korneaskleral kesi yapıldığı için kesi bölgesine sütür konulması zorunludur. Sütür konulması gözde astigmatik değişime neden olabilir ve ameliyat sonrası görmenin geri dönüşünü ve yara iyileşme süresini uzatır. Ayrıca fakoemülsifikasyon cerrahisine göre daha yüksek komplikasyon oranına sahiptir. Günümüzde bu teknik, fako cerrahisi ile yapılması çok riskli olan matür kataraktların tedavisinde tercih edilmektedir. Manuel küçük insizyonlu katarakt cerrahisi (M-SICS) de ekstrakapsüler katarakt cerrahisinin bir çeşidi olup bu teknikte skleral bir tünel oluşturularak katarakt çıkarılır. Bu teknikte sütür konulmaması cerrahinin indüklediği astigmatizm riskini ortadan kaldırır. Bu yüzden daha iyi görme düzeyi ve refraktif sonuç elde edilir(10). Bu iki teknik az gelişmiş ülkelerde halen geniş bir kullanım alanına sahiptir. Çünkü bu teknikler pahalı ekipman ve sarf malzemesi gerektirmez(11).

3.Fakoemülsifikasyon cerrahisi

Fakoemülsifikasyon cerrahisi, katarakt ekstraksiyonunda gelişmiş ülkelerde en çok tercih edilen cerrahi prosedürdür. Bu prosedür 1967 yılında Charles Kelman tarafından geliştirilmiş olup ekstrakapsüler katarakt cerrahisinin çok daha az invazif versiyonu olarak tanımlanabilir. Bu teknikte lens kapsülünün içindeki nükleus, 1.8-3.0 mm aralığındaki kesi bölgesinden ultrasonik enerji kullanan bir prob yardımıyla emülsifiye edilir. Bu tekniğin diğerlerine göre avantajları çok daha küçük kesi yapılması, iris prolapsusu ve vitre kaybı gibi komplikasyonların görülme sıklığının çok daha az olması, ameliyat süresinin daha kısa olması ve ameliyat sonrası görmede artışın daha hızlı olması olarak sayılabilir(12).

Ameliyat esnasında ön kamaraya verilen viskoelastik madde, aköz hümör ile yer değiştirerek cerrahi aletlerin ve göz içi manipülasyonların endotele hasar vermesini önler. Viskoelastik madde aynı zamanda ön kamara hacminin stabilizasyonuna yardımcı olur. Viskoelastik madde göz dokularına toksik değildir, göz içi lens implantasyonu sonrası aspire edilerek gözden temizlenir. Kataraktın fako probu ile uzaklaştırılması sonrası kapsüler yatağa lens implante edilir. Günümüzdeki göz içi lensler akrilik ve silikon yapıda olup katlanır yapıdadır. Bu sayede kartuşa yerleştirilmiş katlanmış göz içi lens, kesi alanından lens enjektörü yardımıyla göz içine verilir(13).

4.Femtosaniye lazer yardımlı fakoemülsifikasyon cerrahisi (FLACS)

2010 yılında katarakt cerrahisinde kullanımı onaylanan femtosaniye lazer yardımlı fakoemülsifikasyon cerrahisi tekniği giderek artan bir popülariteye sahiptir. Femtosaniye lazerler katarakt cerrahisinde korneal insizyon, ön kapsülotomi ve lens fragmantasyonu aşamalarında kullanılır(14,15). Diğer aşamalar standart fakoemülsifikasyon cerrahisi ile aynıdır.

IV.Katarakt cerrahisinde özel durumlar ve pediatrik katarakt cerrahisi

Korneal opasite, matür katarakt gibi kırmızı retina reflesinin seçilemediği durumlarda ön kapsül tripan mavisi ile boyanarak kapsüloreksis aşamasında seçilebilir hale getirilir(16). Zonül zayıflığı olan veya travmatik katarakt, Marfan sendromu, psödoeksfolyasyon sendromu olan hastalarda iris kancaları veya kapsül germe halkaları kapsülü stabilize etmek amacıyla kullanılabilir.

Pediatrik katarakt cerrahisinde zamanlama çok önemlidir. Görsel gelişim için insan hayatının ilk 6 haftası çok kritiktir. Bu yüzden konjenital kataraktların doğumdan sonraki 6-10 hafta arasında ameliyat edilmesi, hastayı deprivasyon ambliyopisi, şaşılık ve nistagmus gelişiminden korur(17). Pediatrik kataraktlarda ön kapsüloreksis, lens kapsülünün yenidoğanlarda daha elastik olmasından dolayı yaşa bağlı kataraktlara göre daha zordur. Pediatrik katarakt ameliyatı sonrasında oluşan arka kapsül opaklaşması, diğer tip kataraktların ameliyatı sonrası oluşanlardan daha sıktır. Bu yüzden pediatrik kataraktlarda arka kapsüloreksis yapılması önerilmektedir(18).

Göz içi lensler

Katarakt ameliyatında kapsüler yatağa yerleştirilen göz içi lensler ana hatlarıyla 3'e ayrılır(Tablo-1).

1. Tek odaklı (monofokal)
2. Çok odaklı (multifokal, trifokal ve akomodatif)
3. Torik lenslerdir.

Tablo-1: Göz içi lenslerin özellikleri

Göz içi lens tipi	Özellikleri
Tek odaklı göz içi lens	Tek odak noktasına sahip olup, uzak görmeyi hedefler. Hastalar yakın görme için gözlük kullanmak zorundadır.
Çok odaklı göz içi lens	Bu lensler uzak, yakın ve ara mesafenin gözlük gerektirmeden görünmesini amaçlar. Torik özelliği olanları da vardır ve astigmatı olan hastalarda tercih edilmektedir. Çok odaklı göz içi lensler ana hatlarıyla multifokal, akomodatif ve trifokal olarak üçe ayrılır. Multifokal olanlarında yansıma ve hale şikayetleri tariflenmiştir.
Torik göz içi lens	Hastanın astigmatik değerini düzeltmeye yarayan göz içi lenstir.

Ameliyat sonrası yönetim ve takip

Sorunsuz bir katarakt cerrahisi sonrası hastaların görme düzeyi birkaç gün içinde istenilen seviyeye ulaşmaktadır. Hızlı görsel iyileşme ve komplikasyonlardan korunmak için hastaların ameliyat sonrası 1 ay boyunca göz damlaları kullanması gerekmektedir. Bu damlalar genellikle antibiyotik, steroid ve non steroid antiinflamatuar ajan kombinasyonu şeklindedir. Postoperatif inflamasyonun durumuna göre steroid ve nonsteroid antiinflamatuar damlalar bir aydan daha uzun süre kullanılabilir. Doz ayarlaması da yine hastadan hastaya değişebilmektedir. Çocuk ve infantlarda yapılan katarakt cerrahisi sonrası steroid ve non steroid antiinflamatuar damlaların daha sık aralıklarla kullanılması tavsiye edilmektedir. Yine afak bırakılan konjenital kataraktların tedavisine pupil dilate edici damlalar (sikloplejin, tropikamid) eklenmelidir(19). Cerrahi sonrası hastalar birinci gün, birinci hafta ve birinci ayda muayene edilmelidir.

KOMPLİKASYONLAR

Katarakt cerrahisi komplikasyonları; ameliyat esnasındaki komplikasyonlar, ameliyat sonrası erken dönem ve geç dönem komplikasyonlar olarak 3'e ayrılır.

Ameliyat esnasındaki komplikasyonlar; arka kapsül rüptürü, floppy iris sendromu, iris prolapsusu, iris veya silier cisim hasarı, vitreusa lens parçacıklarnın düşmesi ve suprakoroidal hemorajidir. Bunlardan en sık olan komplikasyon arka kapsül rüptürü (%0·5–5·2) olup bu duruma vitreus kaybı eşlik edebilir(20).

Ameliyat sonrası erken dönem komplikasyonlar arasında geçici göz içi basıncı yükselmesi, kornea ödemi, toksik anterior segment sendromu, göz içi lensin dislokasyonu, kesi yeri sızıntısı, hifema ve endoftalmi sayılabilir.

Geç dönem komplikasyonlar arasında ise klinik olarak anlamlı kistoid maküler ödem, arka kapsül opasifikasyonu, psödofakik büllöz keratopati, ön kapsülde fimozis, kronik üveit, retina dekolmanı ve endoftalmi mevcuttur.

Yapılan son araştırmalarda arka kapsül rüptürü gelişen hastalarda endoftalmi riskinin 6 kat, retina dekolmanı sıklığının 15 kat arttığı saptanmıştır(21,22). Ameliyat sonrası korneal ödem cerrahiden hemen sonra oluşur ve genellikle 2-4 hafta arasında geçer. İyileşmeyen korneal ödem, psödofakik bülloz keratopati olarak adlandırılır ve tedavisi kornea transplantasyonudur. Psödofakik büllöz keratopatide yapılan korneal transplantasyon cerrahisi iki çeşittir. Bunlar endotelyal ve penetran keratoplasti teknikleridir. Endotel transplantasyonu daha güncel bir tedavi olup bu teknikte sütür kullanılmamaktadır. Fuch's endotelyal distrofi gibi endotel hastalıkları katarakt ameliyatı sonrası kalıcı korneal ödeme neden olabilir(23).

Endoftalmi görmeyi tehdit eden, ameliyat sonrası en ciddi komplikasyondur. Arka kapsül rüptürü ve vitreus kaybı gibi intraoperatif komplikasyonlar endoftalmi riskini arttırır. Endoftalminin diğer nedenleri arasında silikon yapıdaki göz içi mercek kullanımı ve immunsupresif hastalıklar sayılabilir. Ameliyat öncesi konjonktival keseye povidon iyot damlatılması endoftalmiden koruyucu bir etkiye sahiptir. Avrupa Katarakt ve Refraktif Cerrahi Derneği(ESCRS) nin yapmış olduğu çok merkezli bir araştırma ameliyat esnasında ön kamaraya 1mg/0.1ml sefuroksim verilmesinin ameliyat sonrası endoftalmi riskini anlamlı ölçüde azalttığını ortaya koymuştur(24).

Arka kapsül opaklaşması lens epitel hücrelerinin tekrar çoğalmasıyla oluşmaktadır. Bu opaklaşma hastalarda görme keskinliğinde azalma, bulanık görme ve ışık yansıması şikayetlerine neden olur. Yapılan çalışmalarda arka kapsül opaklaşması oranı farklılık göstermektedir. Bunun nedenleri arasında göz içi lens dizaynının farklılık göstermesi, geçmişte hastanın göz inflamasyonu geçirmiş olması ve yapılan kapsüloreksisin boyutunun farklılık göstermesi olarak sıralanabilir. Elimizdeki son veriler silikon ve keskin kenarlı göz içi merceklerin, hidrojel ve yuvarlak kenarlı merceklere göre daha az arka kapsül opaklaşması yaptığını göstermektedir(25).Arka kapsül opaklaşmasının tedavisinde en yaygın kullanılan yöntem ND-YAG lazer kapsülotomidir.

Önlem ve korunma

Katarakt oluşumunu önlemenin öncelikli yolu risklerin azaltılmasıdır. Katarakt gelişiminde hücresel seviyede oksidatif stresin önemli bir etkisi olduğu artık bilinmektedir. Bununla birlikte yapılan randomize kontrollü çalışmalarda lutein, zeaksantin, glutatyon ve aspirinin katarakt oluşumunu engellemede etkili olmadığı bulunmuştur(26). Odaklanmamız gereken nokta katarakta sebep olduğu kanıtlanmış etkenler üzerine olmalıdır. Topikal ve sistemik steroid kullanımının arka kapsüler katarakta sebep olduğu bilinen bir gerçektir. Tam kanıtlanmamış olsa da inhalasyon yoluyla alınan steroidlerin de katarakt yaptığı düşünülmektedir(27). Steroid içeren ilaçların dozunun azaltılması ve süresinin kısaltılması özellikle genç hastalarda katarakt oluşumunu engelleyebilir. UV-B ışığına maruz kalmanın da katarakt gelişimine neden olduğu bilinmektedir. Şapka ve güneş gözlüğü kullanmak maruziyeti azaltma bakımından alınabilecek kolay ve etkili bir yöntemdir. Sigara içmek özellikle nükleer katarakt oluşumunu arttırmaktadır. Artmış fiziksel aktivite ve düşük vücut kitle indeksi katarakt oluşumunu geciktirmektedir. Yine post-menapozal kadınlarda yapılan araştırmalar östrojenin yaşa bağlı katarakt oluşumunu engellediğini göstermiştir(28).

REFERANSLAR

1. Shichi H. Cataract formation and prevention. Expert Opin Investig Drugs 2004; 13(6):691–701.
2. Bobrow JC, Breadsley TL, Jick SL, et al. Lens and cataract. San Francisco: American Academy of Ophthalmology, 2015–16.
3. Vinson JA. Oxidative stress in cataracts. *Pathophysiology* 2006; **13:** 151–62.
4. Yonova-Doing E, Forkin ZA, Hysi PG, et al. Genetic and dietary factors influencing the progression of nuclear cataract. *Ophthalmology* 2016; **123:** 1237–44.
5. Kessel L, Andresen J, Erngaard D, Flesner P, Tendal B, Hjortdal J. Indication for cataract surgery. Do we have evidence of who will benefit from surgery? A systematic review and meta-analysis. *Acta Ophthalmol* 2016; **94:** 10–20.

6. Schein OD, Katz J, Bass EB, et al. The value of routine preoperative medical testing before cataract surgery. Study of medical testing for cataract surgery. *N Engl J Med* 2000; **342:** 168–75.
7. Kong KL, Khan J. Ophthalmic patients on antithrombotic drugs: a review and guide to perioperative management. *Br J Ophthalmol* 2015; **99:** 1025–30.
8. Chylack LT Jr, Wolfe JK, Singer DM, et al. The Lens Opacities Classification System III. *Arch Ophthalmol* 1993; **111:** 831–36.
9. El-Hindy N, Johnston RL, Jaycock P, et al. The Cataract National Dataset Electronic Multi-centre Audit of 55,567 operations: anaesthetic techniques and complications. *Eye* 2009; **23:** 50–55.
10. Gogate PM, Deshpande M, Wormald RP, Deshpande R, Kulkarni SR. Extracapsular cataract surgery compared with manual small incision cataract surgery in community eye care setting in western India: a randomised controlled trial. *Br J Ophthalmol* 2003; **87:** 667–72.
11. Lansingh VC, Carter MJ, Martens M. Global cost-effectiveness of cataract surgery. *Ophthalmology 2007*; **114:** 1670–78.
12. Thompson J, Lakhani N. Cataracts. Prim Care. 2015;42(3):409–423. doi:10.1016/j.pop.2015.05.012
13. Liu YC, Wilkins M, Kim T, Malyugin B, Mehta JS. Cataracts. Lancet. 2017;390(10094):600–612. doi:10.1016/S0140-6736(17)30544-5
14. Miháltz, K. *et al.* Internal aberrations and optical quality after femtosecond laser anterior capsulotomy in cataract surgery. *J. Refract. Surg.* **27**, 711–716 (2011).
15. Conrad-Hengerer, I., Hengerer, F. H., Schultz, T. & Dick, H. B. Effect of femtosecond laser fragmentation on effective phacoemulsification time in cataract surgery. *J. Refract. Surg.* **28**, 879–883 (2012).
16. Rodrigues EB, Costa EF, Penha FM, et al. The use of vital dyes in ocular surgery. *Surv Ophthalmol* 2009; **54:** 576–617.
17. Elston JS, Timms C. Clinical evidence for the onset of the sensitive period in infancy. *Br J Ophthalmol* 1992; **76:** 327–28.
18. Lin H, Ouyang H, Zhu J, et al. Lens regeneration using endogenous stem cells with gain of visual function. *Nature* 2016; **531:** 323–28.
19. Simon JW, Aaby AA, Drack AV, et al. Pediatric ophthalmology and strabismus. San Francisco: American Academy of Ophthalmology, 2007–08.
20. Day AC, Donachie PH, Sparrow JM, Johnston RL, Royal College of Ophthalmologists' National Ophthalmology Database. The Royal College of Ophthalmologists' National Ophthalmology Database study of cataract surgery: report 1, visual outcomes and complications. *Eye* 2015; **29:** 552–60.
21. Cao H, Zhang L, Li L, Lo S. Risk factors for acute endophthalmitis following cataract surgery: a systematic review and meta-analysis. *PLoS One* 2013; **8:** e71731.
22. Jakobsson G, Montan P, Zetterberg M, Stenevi U, Behndig A, Lundström M. Capsule complication during cataract surgery: retinal detachment af-

ter cataract surgery with capsule complication: Swedish Capsule Rupture Study Group report 4. *J Cataract Refract Surg* 2009; **35:** 1699–705.
23. Claesson M, Armitage WJ, Stenevi U. Corneal oedema after cataract surgery: predisposing factors and corneal graft outcome. *Acta Ophthalmol* 2009; **87:** 154–59.
24. Gower EW, Keay LJ, Stare DE, et al. Characteristics of endophthalmitis after cataract surgery in the United States Medicare population. *Ophthalmology* 2015; **122:** 1625–32.
25. Findl O, Buehl W, Bauer P, Sycha T. Interventions for preventing posterior capsule opacification. *Cochrane Database Syst Rev* 2010; **2:** CD003738.
26. Fernandez MM, Afshari NA. Nutrition and the prevention of cataracts. Curr Opin Ophthalmol 2008;19:66–70.
27. Jick SS, Vasilakis-Scaramozza C, Maier WC. The risk of cataract among users of inhaled steroids. Epidemiology 2001;12(2):229–34.
28. Hales AM, Chamberlain CG, Murphy CR, et al. Estrogen protects lenses against cataract induced by transforming growth factor-beta (TGFbeta). J Exp Med 1997; 185(2):273–80.

Bölüm 3

DEJENERATİF RETİNA HASTALIKLARINDA OTOLOG KAN ÜRÜNLERİ KAYNAKLI BÜYÜME FAKTÖRLERİ VE KÖK HÜCRE UYGULAMALARI

Cemal ÖZSAYGILI[1]

GİRİŞ

Dejeneratif retina hastalıkları geri dönüşümsüz görme kaybının ana nedenleri arasındadır. Retinitis pigmentoza (RP), fotoreseptörlerin progresif dejenerasyonu ile karakterize ve dünya çapında ortalama 1/4000 kişiyi etkileyen heterojen bir genetik bozukluktur ve en sık gözlenen kalıtsal dejeneratif retina hastalığıdır (Otozomal Dominant, Otozomal Resesif, X'e bağlı kalıtım veya sporadik vakalardan oluşabilmektedir).(1) 80'den fazla gende çok sayıda mutasyonun RP'nin ana nedeni olduğu bilinmektedir. Klinik ve genetik heterojeniteye sahip dejeneratif retina hastalıklarının tümü değerlendirildiğinde ise kalıtsal retinal distrofilerinde 240'tan fazla genetik mutasyon saptanmıştır.(2) Çok sayıda mutasyon varlığı ise küratif tedavi seçeneği olma potansiyeli taşıyan gen tedavisinin yaygınlaşmasının önünde büyük bir engel olarak durmaktadır. Olguların çoğunda, görme bozukluğu genellikle gece görmede zorlanma ile başlar ve periferik görmenin daralmasına yol açar. Makula dejenerasyonu genellikle has-

[1] Uzman doktor, Kayseri Şehir Eğitim ve Araştırma Hastanesi, cemalozsaygili@gmail.com

talığın son aşamasında ortaya çıkar ve merkezi görme kaybıyla sonuçlanabilir.(1) Hastalığın tanısı, fundus muayenesi, görme alanı testi, tam alan elektroretinogram (ERG) ve optik koherens tomografi (OCT) gibi spesifik incelemelerle doğrulanabilir.

RP aynı zamanda kon fotoreseptörlerin ikincil dejenerasyonu ile birlikte rod-kon distrofisi olarak da tanımlanmaktadır. Çünkü uzun vadede kon fotoreseptörlerinin canlılığı rod hücrelerinden salınan rod-kon yaşamsal faktörü isimli antioksidan etkili trofik faktörden etkilenmektedir.

Etyoloji oldukça değişken, klinik özellikleri ve ilerlemesi heterojen olmasına rağmen, apoptoz ve fotoreseptör kaybı tüm genetik tiplerin ortak sonucudur.(3) Beslenme ve mikroortam dengesi bozulduğunda, retinal nöronlar ve fotoreseptörler uyku fazı, dormant faz veya bekleme modu adı verilen bir durum geliştirir. Müller hücreleri tarafından salınan büyüme faktörleri (GF) nedeniyle, fotoreseptörler hemen apoptoz geçirmez. Bu aşamada hücreler canlıdır ancak fonksiyonel değildir, metabolik aktiviteleri yavaşlamıştır, sitoplazmalarını ise solit state denilen konumda tutarak uyku (dormant) fazında kalmaktadırlar. Lokal iskemi ve kararsız mikroçevre uzun süre devam ederse, GF seviyeleri veya reseptör aktiviteleri uzun bir süre boyunca azalırsa apoptoz ve hücre ölümü meydana gelir. Apoptozis gelişmeden önce lokal iskemi ve inflamatuar sitokinlerin düzenlenmesi ise uyku halindeki hücrelerin aktif faza geçmesine izin verir. Apoptozise bağlı progresif fotoreseptör hücre ölümünü takiben dış nükleer tabakada ve RPE tabakasında atrofi gelişmektedir.(4)

Uyku fazından apoptozis gelişimine kadar geçen zamanın uzunluğu her genetik tipe göre değişir.(5)

Son yıllarda, bu hastalıklarda görme fonksiyonunu eski haline getirmeyi amaçlayan kök hücre nakli çalışmaları hız kazanmıştır. Yakın zamana kadar hastalığın küratif tedavisi yoktu, ancak implante edilebilen retinal protez cihazları, gen terapisi ve defektif hücreleri replase veya restore etmeyi amaçlayan hücre terapisini içeren yeni terapötik seçenekler ümit vaad etmektedir. (6) Direkt olarak veya hücre aracılı bir şekilde kullanılabilen büyüme faktörlerinin (GF'ler) nörotrofik, antiapoptotik ve immünomodülatör etkileri ile ilgili olarak geride kalan hücrelerin korunması, aktif olarak araştırılmaktadır.(7, 8)

OTOLOG KAN ÜRÜNLERİ VE BÜYÜME FAKTÖRLERİ

Tam kan ve çeşitli kan türevleri çeşitli oftalmolojik problemler için kullanılmıştır. Bu türevler arasında başlıca fibrin bazlı ürünler, göbek kordon kanı serumu, otolog ve allojenik serum ve trombositlerden zengin ürünler bulunmaktadır. Kandan türetilmiş ürünlerin oftalmolojide kullanımıyla ilgili raporlar, 1946 yılına dayanmaktadır. Katzin ve arkadaşları tavşan modellerinde kornea nakillerinin fiksasyonunda fibrin kullanımını deneysel olarak tarif etmişlerdir.(9) Kuru göz, dirençli korneal epitelyal ülser, nörotrofik keratopati, graft versus host hastalığı (GVHD), mukozayı etkileyen skatrisyel hastalıklar gibi oküler yüzey patolojilerinde otolog serum (AS) uygulaması ile sıklıkla karşılaşılırken; kapanmamış veya geniş maküla deliği gibi patolojilerde vitreoretinal cerrahi sırasında tam kan kullanımı söz konusudur.

Plateletler küçük düzensiz şekilli çekirdeksiz hücrelerdir. İki-üç mikrometre çapındadırlar ve kemik iliğindeki megakaryositlerin parçalanması sonucunda oluşurlar. Vücutta yaraların kapanması, hasarlı dokunun onarılması ile ilgili süreçte rol oynarlar. Aynı zamanda büyüme faktörlerinin (GFs) doğal bir kaynağı durumundadırlar. Doku rejenerasyonunda anahtar rol oynayan çok sayıda GF ve sitokin içerirler. Aktive olduklarında psödopod denilen bir biçim alırlar ve diğer plateletlerin de aktive olmasını sağlarlar. Plateletler aktive olduktan sonra protein ve GFs salgılarlar. Platelet yönünden zenginleştirilmiş plazma (PRP) ise otolog insan plateletlerinin ve temel protein büyüme faktörlerinin yoğunlaştırılmasıyla elde edilen konsantre bir formdur. PRP uygulaması hastadan alınan küçük bir miktardaki kanın özel bir tüpe konularak santrifüj işlemine tabi tutulduktan sonra ayrıştırılması ve elde edilen az miktardaki 'platelet yönünden zenginleştirilmiş plazma'nın (PRP) yine aynı kişiye verilmesidir. Son yirmi yılda, trombositlerin yara iyileşmesinde ve doku hasarından sonra fizyolojik rollerinin daha iyi anlaşılması, trombositlerin terapötik araçlar olarak kullanılması ve konsantre edilmesi fikrine yol açmıştır.(10)

Bir reaktivatörün (sodyum klorür veya sitrat gibi) yardımıyla aktive edilmiş ve birikmiş trombositler, çeşitli proteinler ve büyüme faktörleri ve sitokinler salgılayabilir. Trombositler tarafından sağlanan ve doku onarımı ve iyileşmesine katılabilen proteinler ve diğer maddeler esas olarak alfa-granüllerinde depolanır. Bu granüllerde bulunan proteinler, içeriklerinin çevreye salınmasına izin veren plazma membranı ile kaynaşan salgı veziküllerinin oluşumu ile ekzositoz tarafından salgılanır.(10, 11) Trombositler çevredeki medyaya çok sayıda farklı protein salgılarlar ve farklı hücre tipleri üzerinde parakrin etkisi vardır. Trombositlerin platelet kökenli büyüme faktörü (PDGF), insülin benzeri büyüme faktörü (IGF-1), transforme edici büyüme faktörü (TGF-B), vasküler endotalyal büyüme faktörü (VEGF), fibroblast büyüme faktörü (bFGF), epidermal büyüme faktörü (EGF), platelet kökenli anjiyojenik faktör (PDAF) ve trombospondin ürettikleri bilinmektedir. (12) Pigment Epitel Kaynaklı Faktör ve bFGF fotoreseptör sağkalımını desteklerken, EGF, Müller hücreleri üzerindeki etkisi ile endojen bFGF transkripsiyonunu tetikler. Bildiğimiz kadarıyla, bFGF, IGF-1, PEDF, PDGF, TGF-and ve VEGF normalde retina pigment epitel hücreleri (RPE) tarafından salgılanır, ancak atrofik makülopati varlığında, RPE/koryokapillaris sisteminin involüsyonu nedeniyle ortama yeterli düzeyde salınamaz ve patolojik olarak eksiktirler. Sürekli veya belli aralıklarla GF'lerin ortama verilmeleri, fotoreseptör ve koryokapillarisin hayatta kalmasını teşvik etmeye yardımcı olur. Ayrıca, monosit koloni stimüle edici faktör (M-CSF), granülosit-makrofaj koloni stimüle edici faktör (GM-CSF) gibi kemoatraktanlar ve sitokinler, makrofajlar üzerinde, RPE'ler tarafından fizyolojik olarak gerçekleştirilen bir işlev olan intraretinal hücre döküntülerinin ortadan kaldırılmasında rol oynayan anti-enflamatuar ve kemotaktik etkilere sahiptir. (13, 14, 15)

İdeal bir PRP'de eritrositler elimine edilmelidir çünkü içerdiği serbest radikaller nedeniyle iyileşmeyi geciktirirler. Benzer şekilde granülositler de sağlıklı dokularda proteaz hasarına neden olarak iyileşmeyi geciktirebilirler. Eritrositlerden ve lökositlerden seyreltilerek hazırlanan ürünlerde, lökositler tarafından salınan pro-enflamatuar ajanların varlığı olmadan plazmadan, konsantre trombositlerden ve depolanmış büyüme faktörlerinden zengin bir ürün elde etmek mümkün olmaktadır. (11) Bu nedenle santrifüjleme, serumun uygun hücresel bileşenlerden ayrılması, uygun GFs konsantrasyonlarının elde edilebilmesi ve prosedürün standardizasyonu açısından önemli bir basamaktır. Santrifüjleme kuvveti ve santrifüjleme süresi 500g kuvvet ile 4000g kuvvet arasında, süresi ise 5 ila 20 dakika arasında değişmektedir. (16) Daha yüksek hızlı santrifüjlemenin serum örneğindeki önemli epiteliotrofik faktörlerden epidermal büyüme faktörü (EGF) ve A vitamini seviyelerini arttırdığı ve hemoliz oluşturmadan serumun artık katı maddeden ayrılmasını geliştirdiği bulunmuştur. (17) Düşük santrifüjleme hızlarının, doza bağlı bir şekilde ve daha yüksek konsantrasyonlarda anti-proliferatif özellikler sergilediği bilinen daha yüksek TGF-B konsantrasyonlarına yol açtığı gözlenmiştir. (18)

PRP hazırlamak için çeşitli protokoller ve özel kitler bulunmaktadır.(10, 11) Literatürde bildirilen 30'dan fazla farklı protokol ve trombosit açısından zengin plazma ürünleri bulunmaktadır ve bunların çoğu da ticarileştirilmektedir. Kompozisyonun değişkenliği, protein içeriği, trombosit zenginleştirmesi, lökositlerin varlığı veya yokluğu, uygulama protokolleri, vb. hem etkinlik hem de güvenlik açısından trombosit açısından zengin plazmalar kullanılarak farklı bilimsel sonuçlara yol açmıştır.

PRP'nin oftalmolojide öncü kullanımı, esas olarak otolog serum ürünlerinin bazı temel sınırlamalarını iyileştirmeye ve aşmaya dayanmaktadır. Otolog serum (AS) göz damlası kullanımı, oftalmoloji alanında kullanılan ilk hemoderivatif üründür ve oküler yüzey dokusu rejenerasyonunun tedavisinde kullanımları, esas olarak kan trombosit içeriği ile sağlanan büyüme faktörlerindeki içeriğine atfedilmiştir.(19) Bununla birlikte, AS hazırlama prosedürü sırasında lökositlerin varlığı, bazı oküler hastalıkların inflamasyon sürecinde yer alan IL-6, IL-1b ve TNF-a dahil olmak üzere proenflamatuar sitokinlerin seviyesini arttırır. (20) PRP kırmızı hücreler ve lökosit içermez, ancak trombosit konsantrasyonunu plazmadakine göre iki katına çıkarır, pro-enflamatuar sitokinler olmadan daha fazla büyüme faktörüne ve nörotrofik faktörlere sahip olması beklenir ve genellikle AS'de olduğu gibi seyreltilmezler. Kontrollü aktivasyon işlemi sayesinde, otolog bir göz damlasından üç boyutlu bir fibrin iskelesine kadar farklı terapötik formülasyonların hazırlanmasını sağlar.(21)

Oftalmolojide otolog PRP'nin (APRP) klinik ve preklinik kullanımı ise, hekimleri retina hastalıklarının tedavisinde subtenon enjeksiyon yoluyla kullanmaya teşvik etmiştir. APRP' nin subtenon enjeksiyonu ile, fotoreseptörlerin çevresindeki mikro ortamda nörotrofik büyüme faktörlerinin seviyesi arttırılabilir, bu da muhtemelen büyüme faktörlerinin koroid ve retinaya yayılmasına ve böylece uyku modunda olan fotoreseptörleri yeniden etkinleştirmesine neden olabilir.(10) Fetal sığır serumu, allojenik serum ve göbek kordon serumu da büyüme faktörlerinin kaynağı olarak kullanılmaktadır, ancak alerjik reaksiyon ve enfeksiyon riski yüksek olan heterolog ürünler olması dezavantajlarındandır. (22, 23) Otolog preparatlar ise immünojenik reaksiyonlar ve hastalık bulaşımı ile ilgili endişeleri ortadan kaldırmaktadır.

Temel fibroblast büyüme faktörü (bFGF), nöral büyüme faktörü (NGF) gibi GFs'nin ve siliyer nörotrofik faktör (CNTF), beyin kaynaklı nörotrofik faktör (BDNF) gibi nörotrofinlerin, hayvan modellerinde retinal dejenerasyonu ve hücre ölümünü önemli ölçüde yavaşlattığı gösterilmiştir. (24-26). Büyüme faktörlerinin, genellikle limbus, uveoskleral yol, kas yerleşimleri ve optik sinir çevresinde bulunan tirozin kinaz (Trk) reseptörlerinin aktivasyonu yoluyla skleradan geçebileceği bilinmektedir. (27) 75 kDa'dan küçük moleküller, sklera yoluyla subretinal boşluğa pasif olarak geçebilir. Daha büyük proteinler elektrik/elektromanyetik iyontoforez yoluyla elektrik yüklerini değiştirerek skleradan geçebilir. Subretinal boşluktaki bu çeşitli moleküller hareketsiz fazdaki hücreleri aktive eder.(28, 29) Ancak, GF'ler ve nörotrofinlerin etkileri sadece GF-reseptör etkileşimleriyle değil, Müller hücreleri, RPE'ler ve retinal fotoreseptörler tarafından stimülasyon yoluyla koroid perfüzyonunu ve fotoreseptör trofizmini artırarak da ortaya çıkmaktadır. Sonuç olarak, gen ekspresyonu değişir ve nihai antiapoptotik etki oluşturulabilir. Hücre proliferasyonu, anjiyogenez ve hücre göçü uyarılır, bu da doku rejenerasyonunu sağlamaktadır.(11)

Bu kan türevlerinin dozajı ve süresi özellikle önemlidir. Literatür, aPRP'nin etkisinin süresinin 6 ay ile 2 yıl arasında değiştiğini belirtmektedir. Ancak optimum enjeksiyon sıklığının ne olduğu bilinmemektedir.(30) Retina distrofilerinin genellikle uzun süreli tedaviler gerektiren kronik ve progresif hastalıklar olması, tedavilerin biyolojik işlevselliğinin ve stabilitesinin haftalarca veya aylarca korunmasını gerektirmektedir. Ancak, GF'ler ve nörotrofinler genellikle kısa bir yarı ömre sahip olduğundan, retina hücresi sağkalımının teşvik edilmesi, bu faktörlerin sürekli ve sık uygulanmasını gerektirir. Kısa yarı ömürleri ve komplikasyonlara açık sık sık intravitreal enjeksiyonlar yapılması ihtiyacı, şimdiye kadar insanlarda terapötik kullanımının yaygınlaşmasına izin vermemiştir.

KÖK HÜCRE TİPLERİ VE ELDE EDİLMESİ

Kök hücreler, fonksiyonel olarak farklılaşmamış, karmaşık bir yapıya sahip olgunlaşmamış hücrelerdir. Bu hücreler vücudun diğer hücre tiplerine farklılaşabilir. Kök hücreler bir bölgeye implante edildiğinde kendi popülasyonlarını çoğaltırlar veya çeşitli hücre tiplerine farklılaşırlar. Ayrıca yaralanmadan sonra dokuyu onarma ve işlevine geri döndürme potansiyeline sahiptirler. Bu potansiyel nedeniyle, retinadaki hasarlı hücreleri değiştirebilecek veya onarabileceklerine inanılmaktadır. Benzersiz özellikleri, kök hücrelerin birçok hastalık için bir tedavi seçeneği olarak araştırılmasına yol açmıştır.

Kök hücreler uzun süre bölünebilir ve çoğalabilir. Kök hücreler belli süreçlerin eşliğinde spesifiye hücrelere dönüşebilirler. Bu süreçte hem iç hem de dış uyaranlar önemlidir. İç uyaranlar hücrenin genetik materyali tarafından kontrol edilir. Dış uyaranlar, ortamdaki diğer hücreler tarafından salgılanan kimyasal faktörler, komşu hücrelerle fiziksel temas ve ortamdaki diğer moleküller tarafından düzenlenir.(31)

EMBRİYONİK KÖK HÜCRELER (ESCS)

ESC'ler, erken embriyonik gelişimin ilk 3-5 günü içinde çıkarılan bir embriyonun (blastosist) iç hücre kütlesinden in vitro üretilir. Bu hücreler pluripotenttir, çünkü ektoderm, mezoderm ve endodermden türetilen vücudun herhangi bir hücresine farklılaşma kabiliyetine sahiptirler.

KORDON KANI KÖK HÜCRELERİ

Bunlar, doğumdan sonra kordon kanından elde edilen hücrelerden in vitro izole edilir.

ERİŞKİN KÖK HÜCRELER

MEZENKİMAL KÖK HÜCRELER (MSC'LER)

Bunlar kan, iskelet kasları, cilt, dişler, kemik iliği, yağ ve kıkırdak gibi birçok yetişkin dokuda bulunur ve bu dokulardan in vitro izole edilir. Yağ ve kemik iliğinden türetilen MSC'ler en yaygın olarak kullanılanlardır. Bu hücreler multipotent olarak kabul edilir, çünkü vücuttaki birçok özelleşmiş hücre türüne farklılaşabilirler. MSC'ler yüksek proliferasyon potansiyeli ile karakterize edilir ve mezodermal, ektodermal ve endodermal kaynaklı hücrelere farklılaşabilir. Yağ dokusu, lokal anestezi altında yapılan liposuction gibi basit prosedürler kullanılarak elde edilebilir ve yağ dokusundaki MSC'lerin sayısı nispeten fazladır. İzole edilmiş kök hücreler kültürde kolayca büyütülür ve özelliklerini birçok pasaj üzerinde korurlar. Bu avantajlar yağ dokusunu alternatif bir kök hücre kaynağı yapar.(32)

İNDÜKLENMİŞ PLURİPOTENT KÖK HÜCRELER (IPSC'LER)

Bunlar, in vitro genetik yeniden programlama yoluyla yetişkinlerden elde edilen hücrelere ESC özelliklerinin verilmesi ile elde edilir. ESC'ler gibi onlar da pluripotenttir.

Dejeneratif retina hastalıklarındaki hücre bazlı terapilerin temel amacı, kök hücreler (SCs) aracılığıyla fotoreseptörlerin ölümünü yavaşlatmak veya önlemektir. (33, 34) Sağlıklı kök hücreler sağlıksız veya kayıp kök hücrelerin yerini alabilir, GFs sağlayarak çevredeki hücrelere desteği artırabilir, apoptozu inhibe ederek retina hücrelerinin ve damarlarının dejenerasyonunu düzenleyebilir ve yeni sinaptik bağlantılar oluşturabilir. Deneysel çalışmalarda, dejenere retina hücrelerinin yerine sağlıklı kök hücrelerin uygulanması, hücre yenilenmesini, yeni hücreler arası bağlantıların oluşturulmasını ve görsel işlevin iyileştirilmesini teşvik etmiştir. Kök hücreler, retinal nöral hücreler ve fotoreseptörler dahil olmak üzere çevrelerindeki birçok hücreye farklılaşma potansiyeline sahiptir. (35-37) Ayrıca SCs, proinflamatuar sitokin inhibisyonu yaparak immünsüpresan fonksiyon gösterirler. (38, 39) Bu nedenle hem allojenik hem de otolog transplantasyon mümkündür.

Oftalmolojide SC tedavisinin başka avantajları da bulunmaktadır. Gerekli SC miktarı ve dolayısıyla maliyet diğer branşlara göre düşüktür. Cerrahi yaklaşım kolaydır ve implante edilen hücreler mevcut klinik görüntüleme yöntemleri ile kolayca izlenebilir. Diğer göz kontrol olarak kullanılabilir. Ayrıca, gözün immün ayrıcalığı nedeniyle uzun süreli immünsüpresif tedavi gerekmemektedir. (35)

Embriyonel kök hücrelerdeki etik kaygılar ve indüklenmiş pluripotent kök hücrelerdeki değişen genetik yapıya bağlı tümorojenite riski nedeniyle klinik ve preklinik çalışmalar daha çok MSCs ile gerçekleştirilmektedir. Klinik ve preklinik çalışmalarla gösterildiği gibi, MSC uygulaması immünsupresyon gerektirmez, neoplastik transformasyona neden olmaz, parakrin etkisiyle hücre aracılı terapötik mekanizmalarla önemli bir restorasyonu potansiyeline sahiptirler. Birçok çalışma MSC'lerin nöron benzeri hücrelere farklılaşabileceğini göstermiştir. MSC'lerin hasarlı hücreleri parakrin eylemleri ile onarabilmesi ESC'lerde veya IPSC'lerde rapor edilmemiştir. (40) MSC hücre-hücre etkileşimi ile hem rejeneratif hem immünmodülatör etki göstermektedir. IL-6, IL-10, HGF, TGF-B, PGE-2 molekülleri ile immünomodülasyon sağlamaktadır.

MSC'ler fotoreseptör, bipolar hücre, amakrin hücre ve Müller glial hücre biyobelirteçlerini eksprese edebilir. Huang ve ark. MSC'lerin fotoreseptör dış segmentleri ve RPE şartlı ortamı kullanılarak benzer morfolojik ve fagositik özelliklere sahip retina pigment epitel (RPE) benzeri hücrelere farklılaşabileceğini göstermiştir.(41) Ek olarak, belirli koşullar altında, MSC'ler hasarlı retinaya nakledildiğinde daha da ayırt edilebilir, böylece hasarlı retina hücrelerinin yerini alabilir.

MSC içeren otogreftin altında yatan mantık, hücreler tarafından salınan sitokinlerin ve GF'lerin uyguladığı stabilize edici etkiden faydalanmaktır. Otogreftin koroid ile doğrudan teması, bu biyoaktif faktörlerin koroid akışına katılmasını arttırır ve sonuç olarak retina dokusu ve vitreusa yayılmalarını destekler. Proteinlerin ve hormonların parakrin salgılanması, haberci RNA veya diğer bileşiklerin mitokondri salınımının eksozomlar veya mikro-tanecikler yoluyla aktarılması ve kök hücrelerin nöronal transdiferansiyasyonu görsel olarak iyileşme sağlayabilir.(42)

Bugüne kadar, kök hücreler için uygun uygulama yolunun ne olduğunu bildiren standart bir tedavi yöntemi kanıtlanmamıştır. Kök hücre implantasyonu için retrobulbar, subtenon, intravitreal ve intra-optik sinir dahil farklı yollar kullanılmıştır. Oner ve ark. subretinal MSC implantasyonunun koroid neovasküler membran (CNV), epiretinal membran (ERM) ve vitreoretinal cerrahi gibi ikincil ameliyat gerektiren periferik traksiyonel retina dekolmanına neden olabildiğini bildirmişlerdir ve subretinal uygulamanın dikkat edilmesi gereken bir prosedür olduğunu vurgulamışlardır. (43) Ayrıca, subretinal uygulama sırasında retina yüzeyine dökülebilen veya reflux olabilen SCs nedeniyle ERM veya traksiyonel retina dekolmanı gelişebileceğini bildirmişler ve vitreoretinal cerrahi prosedürü modifiye etmişlerdir. Modifiye subretinal SCs implantasyonunda retina yüzeyine dökülebilecek SC'lerin ortamdan uzaklaştırılabilmesi amacıyla dikkatli bir şekilde 360 derece vitreus base temizliği ve en az 3 kez hava-sıvı değişimi uygulanmaktadır ve modifiye subretinal implantasyon tekniği ile komplikasyon oranlarının azaldığını bildirmişlerdir. Limoli ve ark. ise Limoli retinal restorasyon tekniğini (LRRT) literatüre kazandırmışlardır. LRRT tekniğinde makulaya yakın alt temporal kadranda limbusun 8 mm gerisinden 5x5 mm ebatlarında koroidin morumsu rengini görecek şekilde sklerada bir flep oluşturulmaktadır. Oluşturulan alana inferior oblik kasının bulunduğu bölgenin üst kısmından adipoz stromal doku, liposuction benzeri bir prosedürle elde edilen numuneden hazırlanan stromal vasküler fraction (SVF) yöntemi ile eldi ettikleri adipoz doku kökenli mezenkimal kök hücre (ADPMSCs) ve PRP yöntemi ile hazırladıkları GFs enjeksiyonu uygulanmaktadır. Suprakoroidal yaklaşımın avantajı, vitreus boşluğunu ihlal etmek zorunda kalmadan, doku retina ve RPE iletme avantajına sahiptir, bu nedenle bu teknik vitreusun çıkarılmasını ve iyatrojenik retina deliğinin bulunmamasını içerdiği için ilgili cerrahi komplikasyonları azaltmaktadır.(30) Aynı zamanda skleral flep bölgesine yerleştirilen PRP kökenli hali hazırda GFs, MSC kökenli üretilecek ve parakrin etki etmesi beklenen GFs ve bu bölgeye implante edilen SCs'lerin canlılığını sürdürmelerine katkıda bulunacak vaskülerize adipoz stromal doku, daha uzun ve sabit şekilde GFs üretilmesini ve koroidal dolaşıma katılarak retinal dokular üzerinde trofik etki oluşması beklenmektedir. Hedef hücrede kendi spesifik reseptörüne GF bağlanması, ikinci habercileri aktive eden bir hücre içi sinyal iletim kademesini tetikleyen ilk adımdır. İkincisi, enzim aktivitesini veya gen ekspresyonunu düzenlemenin nihai amacı ile spesifik hücre içi biyokimyasal yolları genellikle bir dizi fosforilasyon olayıyla aktive edebilir.(44, 45)

Kök hücre implantlarının önemi, hücre döngüsü regülasyonunun temel rolünde yatmaktadır, çünkü bunların varlığı, hücre büyüme döngüsüne girmek için gerekli olan G0 veya hareketsiz fazdan G1'e veya büyüme fazına hücre geçişini tetikleyebilir. Ayrıca, mitoz, hücre sağkalımı, migrasyon ve hücresel farklılaşma dahil olmak üzere çok çeşitli hücresel süreçlerin uyarılması için de önemlidir. (46) VEGF, bFGF, anjiyojenin, PlGF, PDGF, EGF ve TGF-B gibi bazı faktörler endotel rejenerasyonunu teşvik eder ve koriokapillar reperfüzyona da katkıda bulunabilir. PEDF, bFGF'ye benzer şekilde fotoreseptörler üzerinde nörotrofik bir etkiye sahiptir. EGF gibi bazı faktörler, endojen bFGF transkripsiyonunu indükleyen Müller hücrelerine etki eder ve bu hücrelerin retina sinir hücreleri üzerindeki koruyucu etkisini güçlendirir. (10, 47-49). İmplante edilmiş MSCs tarafından salgılanan GF'ler, hücre ölümünü önlemek için Bcl-2 gen ekspresyonunu kolaylaştırabilir. Bcl-2 ailesi proteinleri, kaspazlarla etkileşerek apoptozisi düzenlemeleri açısından önemli fonksiyonlara sahiptir.(50)

Suprakoroidal boşluğa Limoli retinal restorasyon tekniği (LRRT) yardımıyla mezenkimal hücre implantasyonu, RP'nin progresyonunda önemli rolü olan GF'lerin sürekli olarak salınımını teşvik etmeyi amaçlar. Ayrıca antioksidan, antienflamatuar, antiapoptotik, sitoprotektif aktiviteleri söz konusudur.(51) MSC uygulamasının, IFN-y ve IL-1 reseptör antagonisti yoluyla tümör nekroz faktörü-α gibi proinflamatuar sitokin üretimini baskılayarak konakçı immün yanıtı üzerinde dikkate değer bir etkiye sahip olduğu gösterilmiştir.(52) Subretinal ve intravitreal uygulamalar göre ise oküler yan etki riski oldukça azdır.(30) MSC'lerin sıçan vitrözde 90 gün ve diğer retinal dokularda 6 ay hayatta kaldıkları bulgularına dayanarak, bu hücreler dejeneratif retina hastalıklarının tedavisi için umut verici bir seçenek olarak kabul edilir.(53, 54)

MSC'nin, fotoreseptörlerin metabolik atıklarının RPE fagositleri tarafından temizlenmesini destekleyen trofik sitokinlerin parakrin salımı ile görsel fonksiyona katkıda bulunduğu gösterilmiştir. MSC'ler tarafından salınan nörotrofik faktörler (bFGF,

PEDF) hem retinal ganglion hücrelerinin hem de fotoreseptörlerin hayatta kalmasını sağlamada rol oynar.

SONUÇ

Kök hücre uygulamalarının faz I / II deneyleri için bildirilen sonuçlar oldukça başarılıdır. Hiçbir çalışmada sistemik yan etki gözlenmemiştir. Ayrıca, tümör oluşumu ve kontrolsüz proliferasyon gibi ciddi oküler yan etkiler gözlenmemiştir. Görsel işlevdeki bildirilen gelişmeler umut vericidir. Bununla birlikte, intravitreal ve subretinal uygulamalardan sonra görmeyi tehdit edici vitreoretinal komplikasyonların gelişebileceği unutulmamalı, suprakoroidal boşluğa hücre uygulamasının daha düşük oküler komplikasyonlar ile benzer etkinlik gösterebileceği akılda bulundurulmalıdır.

KAYNAKLAR

1. Hartong DT, Berson EL, Dryja TP (2006) Retinitis pigmentosa. Lancet 368(9549):1795–1809
2. El-Asrag ME, Sergouniotis PI, McKibbin M, Plagnol V, Sheridan E, Waseem N, Abdelhamed Z, McKeefry D, Van Schil K, Poulter JA, Consortium UKIRD, Johnson CA, Carr IM, Leroy BP, De Baere E, Inglehearn CF, Webster AR, Toomes C, Ali M (2015) Biallelic mutations in the autophagy regulator DRAM2 cause retinal dystrophy with early macular involvement. Am J Hum Genet 96(6):948–954
3. Trichonas G, Traboulsi EI, Ehlers JP (2016) Correlation of ultra- widefield fundus autofluorescence patterns with the underlying ge- notype in retinal dystrophies and retinitis pigmentosa. Ophthalmic Genet 10(1080):1–5
4. Marigo V (2007) Programmed cell death in retinal degeneration: targeting apoptosis in photoreceptors as potential therapy for retinal degeneration. Cell Cycle 6(6):652–655
5. Sahel JA, Leveillard T, Picaud S, Dalkara D, Marazova K, Safran A, Paques M, Duebel J, Roska B, Mohand-Said S (2013) Functional rescue of cone photoreceptors in retinitis pigmentosa. Grafes Arch Clin Exp Ophthalmol 251:1669–1677
6. Smith, L.E.H. Bone marrow–derived stem cells preserve cone vision in retinitis pigmentosa. *J. Clin. Investig.* 2004, *114*, 755–757
7. Otani, A.; Dorrell, M.I.; Kinder, K.; Moreno, S.K.; Nusinowitz, S.; Banin, E.; Heckenlively, J.; Friedlander, M. Rescue of retinal degeneration by intravit-

really injected adult bone marrow–derived lineage-negative hematopoietic stem cells. *J. Clin. Investig.* 2004, *114*, 765–774.

8. Jones, M.K.; Lu, B.; Girman, S.; Wang, S. Cell-based therapeutic strategies for replacement and preservation in retinal degenerative diseases. *Prog. Retin. Eye Res.* 2017, *58*, 1–27.
9. Katzin HM. Aqueous fibrin fixation of corneal transplants in the rabbit. Arch Ophthalmol. 1946;35(4):415-20
10. Anitua E, Muruzabal F, Tayebba A, Riestra A, Perez VL, Merayo- Lloves J, Orive G (2015) Autologous serum and plasma rich in growth factors in ophthalmology: preclinical and clinical studies. Acta Ophthalmol 93(8):e605–e614
11. Amable PR, Carias RB, Teixeira MV, da Cruz Pacheco I, Corrêa do Amaral RJ, Granjeiro JM, Borojevic R (2013) Platelet-rich plasma preparation for regenerative medicine: optimization and quantifica- tion of cytokines and growth factors. Stem Cell Res Ther 4(3):67
12. Tischler, M. Platelet rich plasma: The use of autologous growth factors to enhance bone and soft tissue grafts. *N. Y. State Dent. J.* **68**, 22 (2002).
13. Schneider, A., *et al.* The hematopoietic factor G-CSF is a neuronal ligand that counteracts programmed cell death and drives neurogenesis. *J. Clin. Invest.* **115**, 2083-2098 (2015).
14. LaVail MM, Unoki K, Yasumura D, Matthes MT, Yancopoulos GD, Steinberg RH. Multiple growth factors, cytokines, and neurotrophins rescue photoreceptors from the damaging effects of constant light. Proc Natl Acad Sci USA. 1992; 89:11249-53.
15. Rabin DM, Rabin RL, Blenkinsop TA, Temple S and Stern JH. Chronic oxidative stress upregulates Drusen-related protein expression in adult human RPE stem cell-derived RPE cells: a novel culture model for dry AMD. Aging (Albany, NY). 2013; 5:51-66.
16. 16: Yamada C, King KE, Ness PM. Autologous serum eyedrops: literature review and implications for transfusion medicine specialists. Transfusion (Paris). 2008;48(6):1245-55
17. Liu L, Hartwig D, Harloff S, et al. An optimised protocol for the production of autologous serum eyedrops. Graefes Arch Clin Exp Ophthalmol. 2005;243(7):706-14
18. Tsubota K, Goto E, Shimmura S, Shimazaki J. Treatment of persistent corneal epithelial defect by autologous serum application. Ophthalmology. 1999;106(10):1984-9
19. Nurden AT, Nurden P, Sanchez M, Andia I & Anitua E (2008): Platelets and wound healing. Front Biosci 13: 3532–3548.
20. Pflugfelder SC, Jones D, Ji Z, Afonso A & Monroy D (1999): Altered cytokine balance in the tear fluid and conjunctiva of patients with Sjogren's syn- drome keratoconjunctivitis sicca. Curr Eye Res 19: 201–211.
21. Alio JL, Pastor S, Ruiz-Colecha J, Rodriguez A, Artola A (2007) Treatment of ocular surface syndrome after LASIK with autologous platelet-rich plasma. J Refract Surg 23(6):617–619

22. Yoon KC, You IC, Im SK, Jeong TS, Park YG, Choi J (2007) Application of umbilical cord serum eyedrops for the treatment of neurotrophic keratitis. Ophthalmology 114(9):1637
23. Munder MC, Midtvedt D, Franzmann T, Nüske E, Otto O, Herbig M, Ulbricht E, Müller P, Taubenberger A, Maharana S, Malinovska L, Richter D, Guck J, Zaburdaev V, Alberti S (2016). A pH-driven transition of the cytoplasm from a fluid- to a solid-like state pro- motes entry into dormancy. eLife 5. pii: e09347
24. Faktorovich EG, Steinberg RH, Yasumura D, Matthes MT, LaVail MM (1990) Photoreceptor degeneration in inherited retinal dystrophy delayed by basic fibroblast growth factor. Nature 347:83–86
25. Daftarian N, Kiani S, Zahabi A (2010) Regenerative therapy for retinal disorders. J Ophthalmic Vis Res 5(4):250–264
26. Zhang K, Hopkins JJ, Heier JS, Birch DG, Halperin LS, Albini TA, Brown DM, Jaffe GJ, Tao W and Williams GA. Ciliary neurotrophic factor delivered by encapsulated cell intraocular implants for treatment of geographic atrophy in age-related macular degeneration. Proc Natl Acad Sci USA. 2011; 108:6241-5.
27. Colafrancesco V, Coassin M, Rossi S, Aloe L. Effect of eye NGF administration on two animal models of retinal ganglion cells degeneration. Ann 1st Super Sanita. 2011;47:284–9.
28. Demetriades AM, Deering T, Liu H, et al. Trans- scleral delivery of antiangiogenic proteins. J Ocul Pharmacol Ther. 2008;24(1):70–9.
29. Li SK, Hao J. Transscleral passive and iontophoretic transport: theory and analysis. Expert Opin Drug Deliv. 2017;15(3):283–99.
30. Limoli PG, Limoli C, Vingolo EM, Scalinci SZ, Nebbioso M (2016) Cell surgery and growth factors in dry age-related macular degeneration: visual prognosis and morphological study. Oncotarget 7(30):46913–46923
31. Siqueira RC. Stem cell therapy for retinal diseases: update. Stem Cell Res Ther. 2011;2:50.
32. Konno M, Hamabe A, Hasegawa S, Ogawa H, Fukusumi T, Nishikawa S, Ohta K, Kano Y, Ozaki M, Noguchi Y, Sakai D, Kudoh T, Kawamoto K, Eguchi H, Satoh T, Tanemura M, Nagano H, Doki Y, Mori M, Ishii H. Adipose-derived mesenchymal stem cells and regenerative medicine. Dev Growth Differ. 2013;55:309–18. doi:10.1111/dgd.12049.
33. Guadagni, V.; Novelli, E.; Strettoi, E. Environmental enrichment reduces photoreceptor degeneration and retinal inflammation in a mouse model of retinitis pigmentosa. *Investig. Ophthalmol. Vis. Sci.* 2015, *56*, 4261
34. Klassen, H. Stem cells in clinical trials for treatment of retinal degeneration. *Expert Opin. Biol. Ther.* 2015, *16*, 7–14.
35. Whiting P, Kerby J, Coffey P, da Cruz L, McKernan R. Progressing a human embryonic stem-cell-based regenerative medicine therapy towards the clinic. Philos Trans R Soc Lond B Biol Sci. 2015;370:20140375.

36. Tucker BA, Mullins RF, Stone EM. Stem cells for investigation and treatment of inherited retinal disease. Human Mol Genet. 2014;23:9-16.
37. Uy HS, Chan PS, Cruz FM. Stem Cell Therapy: a Novel Approach for Vision Restoration in Retinitis Pigmentosa. Med Hypothesis Discov Innov Ophthalmol. 2013;2:52-55.
38. Cui, Y.; Xu, N.; Xu, W.; Xu, G. Mesenchymal stem cells attenuate hydrogen peroxide-induced oxidative stress and enhance neuroprotective effects in retinal ganglion cells. *Vitr. Cell Dev. Biol. Anim.* **2016**, *53*, 328–335.
39. Rezanejad, H.; Soheili, Z.S.; Haddad, F.; Matin, M.M.; Samiei, S.; Manafi, A.; Ahmadieh, H. In vitro differentiation of adipose-tissue-derived mesenchymal stem cells into neural retinal cells through expression of human *PAX6* (5a) gene. *Cell Tissue Res.* **2014**, *356*, 65–75.
40. Emre E, Yüksel N, Duruksu G, Pirhan D, Subaşi C, Erman G, Karaöz E. Neuroprotective effects of intravitreally transplanted adipose tissue and bone marrow-derived mesenchymal stem cells in an experimental ocular hypertension model. Cytotherapy. 2015;17(5):543–59. doi:10.1016/ j.jcyt.2014.12.005.
41. Huang C, Zhang J, Ao M, Li Y, Zhang C, Xu Y, Li X, Wang W. Combination of retinal pigment epithelium cell-conditioned medium and photoreceptor outer segments stimulate mesenchymal stem cell differentiation toward a functional retinal pigment epithelium cell phenotype. J Cell Biochem. 2012;113:590–8.
42. Weiss JN, Levy S, Benes SC (2017) Stem Cell Ophthal- mology Treatment Study bone marrow derived stem cells in the treatment of nonarteritic ischemic optic neuropathy (NAION). Stem Cell Investig 4:94
43. Oner A, Gonen ZB, Sinim N, Cetin M, Ozkul Y (2016) Subretinal adipose tissue-derived mesenchymal stem cell implantation in advanced stage retinitis pigmentosa: a phase I clinical safety study. Stem Cell Res Ther 7:178
44. Limoli, P. (Ed.) The retinal cell-neuroregeneration. Principles, applications and perspectives. In *Limoli Retina Regeneration Tecnique*; FGE Reg. San Giovanni 40: Canelli, Italy, 2014; pp. 159–206.
45. Garcia, T.B.; Hollborn, M.; Bringmann, A. Expression and signaling of NGF in the healthy and injured retina. *Cytokine Growth Factor Rev.* **2017**, *34*, 43–57.
46. Kalucka, J.; Missiaen, R.; Georgiadou, M.; Schoors, S.; Lange, C.; De Bock, K.; Dewerchin, M.; Carmeliet, P. Metabolic control of the cell cycle. *Cell Cycle* **2015**, *14*, 3379–3388.
47. Modarressi A. Platlet rich plasma (PRP) improves fat grafting outcomes. World J Plast Surg. 2013; 2:6-13.
48. Bagchi M, Kim LA, Boucher J, Walshe TE, Kahn CR, and D'Amore PA. Vascular endothelial growth factor is important for brown adipose tissue development and maintenance. FASEB J. 2013; 27:3257-71.
49. Mammoto T, Jiang A, Jiang E and Mammoto A. Platelet rich plasma extract promotes angiogenesis through the angiopoietin1-Tie2 pathway. Microvasc Res. 2013; 89:15- 24.

50. Szegezdi, E.; Logue, S.E.; Gorman, A.M.; Samali, A. Mediators of endoplasmic reticulum stress-induced apoptosis. *EMBO Rep.* **2006**, *7*, 880–885.
51. Mahmoudifar, N.; Doran, P.M. Mesenchymal stem cells derived from human adipose tissue. *Methods Mol. Biol.* **2015**, *1340*, 53–64.
52. Trayhurn, P.; Beattie, J.H. Physiological role of adipose tissue: White adipose tissue as an endocrine and secretory organ. *Proc. Nutr. Soc.* **2001**, *60*, 329–339.
53. Haddad-Mashadrizeh A, Bahrami AR, Matin MM, Edalatmanesh MA, Zomorodipour A, Gardaneh M, Farshchian M, Momeni-Moghaddam M. Human adipose-derived mesenchymal stem cells can survive and integrate into the adult rat eye following xenotransplantation. Xenotransplantation. 2013;20:165-176.
54. Castanheira P, Torquetti L, Nehemy MB, Goes AM. Retinal incorporation and differentiation of mesenchymal stem cells intravitreally injected in the injured retina of rats. Arq Bras Oftalmol. 2008;71:644-650.

Bölüm 4

PREMATURE RETİNOPATİ EPİDEMİYOLOJİ, TANI VE RİSK FAKTÖRLERİ

Özge Begüm COMBA[1]

İlk olarak 1942 yılında Terry, retrolental fibrovaskuler doku gelişimi ile prematüre doğuma arasındaki ilişkiye değinmiştir[1]. Ardından 1950 lerde ise yüksek konsantrasyonlarda oksijen verilmesine bağlı prematur retinopatisi vakalarında artış olduğu tespit edilmiştir. 1948-1954 seneleri arasında Amerika ve daha az olmak üzere Doğu Avrupa'da Premature retinopatisi epidemisi tespit edilmiştir. 1960'ların başından itibaren oksijen kısıtlanmasına gidilmiştir. Ancak oksijen kısıtlanmasına bağlı mortalitede artış görülmüştür[2]. Ardından oksijen kullanımı tekrar serbestleşmesi, tanı yöntem ve tecrübelerinin artması ve yenidoğan bakım hizmetlerinin iyileştirmesi sayesinde sağkalımın artması 1970'lerde ikinci epidemiye sebep olmuştur[3].Ancak yapılan çalışmalar ile hastalığın sadece oksijen tedavisi ile değil birçok faktörün etkilediği kompleks bir süreç olduğu ve detaylı takibin gerekliliği sonucu aşikardır.

Premature retinopatisi (PR) tanısı prematür yenidoğanın retinal damar gelişimi ve olgunlaşması esnasında ortaya çıkan sebebi tam olarak tespit edilmemiş proliferatif vasküler bir hastalıktır. Prematüre retinopatisi sıklığı ülkelerin ve yenidoğan yoğun bakım ünitelerinin özelliklerine ve gelişmişlik derecesine göre değişmektedir. Gelişmiş ülkelerde PR sıklıkla 28 haftanın

[1] Dr. Öğr. Üyesi, Yeniyüzyıl Üniversitesi Gaziosmanpaşa Hastanesi, ozgebegum@gmail.com

altında doğan prematur yenidoğanı etkilemekte iken, gelişmekte olan ülkelerde ise 34 haftaya kadar olan yenidoğanlarda ağır PR geliştiği bildirilmektedir[4]. Prematüre retinopatisinin en önemli risk faktörleri düşük doğum ağırlığı ve doğum haftasıdır. Doğum ağırlığı 1000 gramdan az ve 28 haftadan erken doğan bebeklerin PR gelişme ihtimalinin anlamlı olarak arttığı yapılan çok merkezli çalışmalar ile gösterilmektedir[5,6]. Yenidoğan yoğun bakım ünitelerinde kullanılan surfaktan tedavisi ve mekanik ventilatör sayesinde çok düşük doğum ağırlıklı doğan bebeklerin sağkalım oranı artmıştır. Bu oran arttıkça PR oranlarında da artış saptanmaktadır[7,8].CRYO-ROP (1986-1987) grubunun doğum ağırlığı 1251 gr'dan daha küçük olan 4099 bebekte yapılan çalışmada PR insidansı, 750 gr'dan düşük olan bebeklerde %90, 751-1000 gr olanlarda %78, 1001-1250 gr olanlarda %47 olarak tespit edilmiştir[9]. ET-ROP çalışmasında ise (2000-2002) 1251 gr'ın altında doğanlarda oran %68 olarak bildirilmiştir[10].

Retina damarları gelişimi 16.haftada başlar, bu haftaya kadar retina avasküler olup, bu dönemde gelişim gösteren lens ve ön segmentin beslenmesi ise hyaloid arter tarafından sağlanmaktadır. Retina damarları gelişimi optik diskten başlar ve perifere doğru ilerler[11].Nazal retina 36.gestasyon haftasında ora serrataya ulaşırken, damarlar temporalde 40.gestasyon haftasında ulaşır. PR doğum anında tam olarak vaskularize olamayan periferik avaskuler zondan gelişmektedir. PR oluşumunda iki faz sorumludur. Faz 1 hiperoksi tarafından indüklenen retinal vaskularizasyonun inhibisyonu, faz 2 ise kan damarlarında görülen anormal proliferasyonu içerir. Patofizyolojiden sorumlu mekanizma ve mediatörler aşağıdaki tabloda (Tablo-1) özetlenmektedir:

Tablo1:Prematür Retinopatisi Patofizyolojisi ve Mediatörler	
Faz 1	**Faz 2**
Etken:Premature bebeklerde doğum sonrası oluşan hiperoksi (anne karnında 22-24 mmhg arteryel O2 basıncı< postnatal70-90 mmhg arteryel O2 basıncı)	Etken:Gelişmekte olan retinanın metabolik ihtiyaçları artması ile retinanın perfüze olmayan immatür bölgelerinde oluşan hipoksi
Vaskuler endotelyal growth faktör(VEGF): Oksijene bağımlıdır. Maruz kalınan hiperoksi derinleştikçe,VEGF mRNA sentezinde blokaja ve sonucunda VEGF üretiminde azalmaya yol açar. Bu durum normal damar gelişimini engellerken immatür retina damarlarında vazoobliterasyon ve kayıp görülür12.	Vaskuler endotelyal growth faktör(VEGF): İlk fazdaki vazoobliterasyon ve sonrasında gelişen hipoksi ile retinada VEGF mRNA sentezinde 12 saat içerisinde artış meydana gelir. Bu artış anormal vaskuler proliferasyonlar oluşana kadar sürer. Özellikle artışın iç nükleer tabakada astrosit ve müller hücrelerinde ve ganglion hücre tabakasında olduğu tespit edilmiştir. Yapılan çalışmalarda VEGF miktarlarının PR bebeklerde arttığı saptanmıştır15.
Insulin like growth faktör 1(IGF-1): Oksijenden bağımsızdır. İlk trimesterden başlayarak,3. tremesterde belirgin şekilde artarak fetüsün gelişiminde önemli rol oynamaktadır. Prematüre bebeklerin serumlarında anne kaynaklı IGF-1 seviyelerinde düşme izlenir. Prematürelerde term bebeklere göre IGF-1 seviyeleri daha azdır ve preterm bebeklerde postnatal IGF-1 seviyelerinde de artış azdır. Faz 1'de IGF-1 miktarının az oluşu normal damar gelişiminde bozukluğa ve anormal retinal proliferasyona sebep olmaktadır 13,14.	Insulin like growth faktör 1(IGF-1): Farelerde yapılan çalışmalar ile IGF-1'in retinal anormal damar oluşumundaki rolü gösterılmiştlr. PR faz 2'dc IGF-1 reseptör antagonisti ile VEGF'den bağımsız olarak retinopatide gerileme tespit edilmiştir16. Normal damar oluşumunda ise IGF-1,VEGF ile birlikte onun etkisini artırarak ve ondan bağımsız olarak rol oynamaktadır.

Hastalığın sınıflaması 1987'de uluslararası komite tarafından yerleşim alanına göre yapılmıştır[17].

Zon 1 (Arka Kutup, İç Bölge): Merkezi optik disk olan, optik diskten foveaya olan mesafenin iki katı yarıçapında bir alandır. 60°'lik bir kavis oluşturur. Pratik bir yaklaşım olarak 25 veya 28 D'lik bir lensin kenarı optik disk nazaline gelecek şekilde yerleştirilerek temporalde zon 1 sınırı belirlenebilmektedir.

Zon 2:. Zon 1 periferinden uzanarak nazalde ora serrataya, temporalde ise anatomik ekvatora uzanan alandır.

Zon 3: Zon 2 temporalinde kalan hilal şeklindeki kısmı oluşturan alandır. En son damarlanan,optik diske en uzak olan bölgedir. Pratik olarak bu bilgileri kullanmak gerekirse nazalde PR tespit edilirse, bu zon 3 değildir. Ancak eğer retinal damarların uzanımı ora serrataya ulaşmış ancak PR tespit edilmemiş, temporalde PR tespit edilmiş ise PR zon3'tedir denilebilir.

Yayılım: Hastalığın yayılma alanı belirtilirken 1-12 arası saat kadranı veya 30°'lik meridyenler olarak belirtilmektedir.

EVRELENDİRME

Evre 1: Avasküler retina ile vasküler retinayı ayıran düz beyaz bir çizgi (Demarkasyon Hattı)

Evre 2: Evre 1'de yer alan demarkasyon hattı kalınlaşma gösteren fibröz göziçine uzanan septalı bir form kazanır (Kalkık Kenar veya Ridge). Küçük yeni damarlar kalkık kenar gerisinde yerleşim gösterir,patlamış mısır lezyonları adı verilen bu görünüm kenara yapışık değildir.

Evre 3 (Ekstraretinal Fibrovasküler Proliferasyon): Kalkık kenarın arka ve iç kenarının devamında fibrovaskuler doku ilerlemesi söz konusudur. Evre 3 vitreye uzanan ekstraretinal fibrovasküler yapının şiddetine göre hafif, orta ve şiddetli olmak üzere 3 gruba ayrılır.

Evre 4 (Subtotal Retina Dekolmanı): İki alt gruba ayrılmaktadır:

Evre 4A: Ekstrafoveal retina dekolmanı. Periferde, santral makulayı tutmadan oluşan traksiyonel tip bir dekolmandır. Prognoz sıklıkla makula fonksiyonunu etkilemeyen periferik retina dekolman alanlarından oluşmakta olup kendi kendine yatışma eğilimindedir. Prognoz görece daha iyidir.

Evre 4B: Subtotal Retina Dekolmanı. Dekolman posteriore doğru ilerleyip fovea tutulumu vardır.

Evre 5 (Total Retina Dekolmanı): Huni şeklinde görünümü olan total retina dekolmanı vardır. Huni ön ve arka bölümlere ayrılmakta olup ön ve arka bölümlerinin açık ya da kapalı olmasına göre dört alt gruba ayrılır. Dekolmanın tipi ultrasonografi ile belirlenebilir ve vitreoretinal cerrahide önem arz etmektedir.

Artı Hastalık: Posterior retina venlerinde dilatasyon ve arterioller kıvrımlanmada artış, iris damarlarında konjesyon, pupiller rijidite ve vitre bulanıklığı artı hastalık olarak isimlendirilir. Damarlarda kalınlaşma ve kıvrım artışı iki saat kadranında varsa artı hastalıktan bahsedilebilir. Hızlı progresyon göstergesidir. Her evrede görülebilir, varlığı durumunda evrenin yanında '+' işaretiyle belirtilir.

Artı Öncesi Hastalık (Pre-Plus): Posterior retina damarlarında normale göre daha fazla venöz genişleme ve arteriollerde kıvrımlanma artışı vardır fakat bunların varlığı artı hastalık tanısı için yetersizdir. Zamanla artı hastalığa ilerleyebilir.

Agresif Posterior ROP: Artı hastalık 4 kadranda belirgin olup ridge bulunmamaktadır. En sık zon 1'de görülmektedir. Gelişiminin erken döneminde, tüm arka kutup damarlarında periferik retinopatiyle orantısız dilatasyon ve arteriollerde kıvrımlanma artışı vardır. Bu sebepten atlanabilir ve Evre 1'den Evre 4-5'e hızlıca progrese olabilir. Avaskuler-vaskuler damar sınırında kanamalar görülebilir. Daha önceden 'Rush Disease' olarak tanımlanmış olup 2005 yılında APROP tanımı verilmiştir.

Eşik hastalık (Threshold): Zon 1 veya zon 2'de ardışık 5 saat kadranı veya ardışık olmayan 8 saat kadranında evre 3 ve "artı" hastalık varlığı eşik hastalık olarak tanımlanmaktadır. Eşik hastalık tespit edilen bebekler 72 saat içinde tedavi edilmelidir[18].

Prematur Retinopatisi erken tedavi çalışma grubu ise Eşik öncesi hastalığı (Pretreshold) iki gruba ayırmışlardır[19]:

Tip 1 (yüksek riskli eşik öncesi hastalık).

- Zon 1'de artı hastalığın bulunduğu herhangi bir evre & artı hastalığın eşlik etmediği evre 3.
- Zon 2'de artı hastalıkla birlikte olan evre 2 veya 3.

Tip 2 (düşük riskli eşik öncesi hastalık).

- Zon 1'de artı hastalığın eşlik etmediği evre 1 veya 2.
- Zon 2'de artı hastalığın olmadığı evre 3.

Risk Faktörleri:

Multifaktöryel bir hastalık olan PR etyolojisinde birçok faktör sıralanmıştır. Bunlar arasında en önemli bilinen risk faktörleri düşük doğum ağırlığı ve düşük gestasyon yaşıdır[20].Bilinen risk faktörleri aşağıdaki tabloda sunulmaktadır (Tablo-2):

Tablo 2:Risk Faktörleri
Prematürite: En önemli faktörler erken doğum ve düşük doğum ağırlığının olmasıdır. Gebelik haftası küçüldükçe PR şiddetinde ve sıklığında artış tespit edilmektedir. CRYO-ROP çalışmasına göre doğum ağırlığı 750 gr'ın altındaki prematür bebeklerin %90'ında PR gelişmektedir. Doğum haftası 28 gebelik haftasından az olan bebeklerin ise %80'inde PR görülmektedir18.
Oksijen: Yapılan bir çalışmada PR insidansının, oksijen saturasyonu %88-98 olan bebeklerde daha düşük olduğu gösterilmiştir21. Hayvan çalışmalarında hipokarbi ve hiperkarbi dalgalanma epizodları ile PR'nin şiddeti arasında bir korelasyon olduğunu bildirilmişlerdir22. STOP-ROP çalışma grubu; oksijenin kontrollü olarak verildiği takdirde threshold hastalık gelişme oranını düşürdüğünü göstermişlerdir23.Oksijen hem prematüre retinopatisinin tedavisinde hem de nedeninde etkili bir faktör olarak görünmektedir.
Işık:Işık, serbest radikal üretiminde artışa yol açarak, savunmasız olan prematür retinasında yüke sebep olabilir. LIGHT-ROP çalışmasında, doğumdan sonra ışığın bloke edildiği gözlük takılan bebeklerle takılmayan bebekler arasında PR insidansı açısından farklılık bulunmamıştır24.
Asidoz: Yapılan hayvan çalışmalarında asidozun retinal artmış VEGF ve azalmış retinal IGF -1 sebep olarak retinal neovaskularizasyonla ilişkisi gösterilmiştir25. Asidozun, aort endotelyal hücrelerinde yapılan invivo çalışmada VEGF miktarında artışa ve apoptozda azalmaya sebep olduğu gösterilmiştir26.
Transfüzyon: Yapılan çalışmalarda kan transfüzyonlarının PR riskinde artışa sebep olduğu gösterilmiştir27,28.Bir çalışmaya göre transfüze edilen erişkin hemoglobinin yol açtığı yüksek oksijenizasyonun retina damarlarında O2 basıncını yükselttiğini bildirmişlerdir28.
Steroid: Antenatal steroid uygulamasının PR riskini azalttığı gösteren çalışmalar mevcuttur, bu durum retinal damar matürasyonunu hızlandırması ile ilişkilendirilmiştir29. Postnatal ve geç kortikosteroid uygulamasının ise PR riskini azaltmada etkisi gösterilmemiştir30.
İntrakraniyal kanama: İntraventriküler kanamalar ve periventriküler lökomalazinin PR ile ilişkisi, kan akımı regülasyonunun bozulması neticesinde yaşanan retinanın kanlanmasında meydana gelebilecek hasar ile ilgili olduğu düşünülmektedir.
Magnezyum, Selenyum ve Bakır eksikliği
Çoğul gebelik
Irk
Kronik akciğer hastalıkları

KAYNAKÇA

1. Terry TL.Extreme prematurity and fibroplastic over-growth of the persistent vascular sheath behind the crystaling lens.Am J Ophthalmol 1942;25:203-4
2. Avery M.E., Oppenheimer EH. Recent increase in mortality from hyaline membrane disease. J Pediatr 1960;57:553-559
3. Hunter D.G., Mukai S.Retinopathy of Prematurity: Pathogenesis diagnosis and treatment.Int.Ophthalmol Clinics1992;32:163-184
4. Türkiye Premature Retinopati Rehberi,2016.
5. Bas AY, Koc E, Dilmen U, ROP Neonatal Study Group. Incidence and severity of retinopathy of prematurity in Turkey. Br J Ophthalmol 2015. Published Online First13 Apr 2015. doi: 10.1136/bjophthalmol-2014-306286
6. Bharwani SK, Dhanireddy R. Systemic fungal infection is associated with the development of retinopathy of prematurity in very low birth weight infants: a metareview. J Perinatol 2008; 28:61-6.
7. Quinn GE. Retinopathy of prematurity. In Taeusch HW, Ballard RA eds. Avery's disease of newborn Penslyvania:WB Saunders. 1998:1329-42
8. Bullard SR, Donahue SP, Feman SS, et al. The decreasing incidence severity of rethinopathy of prematurity.JAAPOS. 1999;3(1):46-52
9. Palmer EA, Flynn JT, Hardy RJ et al. Incidence and early course of rethinopathy of prematurity. Ophthalmology. 1991;98:1628-40
10. Early treatment for retinopathy of prematurity cooperative group.The incidence and course of retinopathy of prematurity:findings fromthe early treatment for retinopathy of prematurity study.Pediatrics.2005;116:15-23
11. Ashton N. Retinal angiogenesis in the human embryo. Br. Med Bull.1970;26:103-6
12. Fielder AR, Postner EJ. Neonatal ophthalmology. In:Rennie JM. Robertson's Textbook of Neonatology.Elsevier Churchill;2005:835-850
13. Arosio M., Cortelazzi D., Persani L., et al. Circulating levels of growth hormone, insulin-like growth factor-I and prolactin in normal, growth retarded and anencephalic human fetuses. J Endocrinol Invest. 1995;18:346–353
14. Lassarre C., Hardouin S., Daffos F.,et al. Serum insulin-like growth factors and insulin-like growth factor binding proteins in the human fetus. Relationships with growth in normal subjects and in subjects with intrauterine growth retardation. Pediatr Res. 1991;29:219–225
15. Young TL., Anthony DC., Pierce E.,et al. Histopathology and vascular endothelial growth factor in untreated and diode laser treated retinopathy of prematurity. J. Aapos. 1997;1:105–110
16. Smith LE., Shen W., Perruzzi C. et al. Regulation of vascular endothelial growth factor-dependent retinal neovascularization by insulin-like growth factor-1 receptor. Nat .Med. 1999;5:1390–1395

17. International Committee for the Classification of the Late Stages of Retinopathy of Prematurity. An international classification of retinopathy of prematurity. II. The classification of retinal detachment . Arch. Ophthalmol 1987;105:906-912
18. Cryotherapy for Retinopathy of Prematurity Cooperative Group. Multicenter trial of cryotherapy for retinopathy of prematurity: Preliminary results. Arch Ophthalmol 1988;106:471-9.
19. Early Treatment for Retinopathy of prematurity Cooperative Group. Revised indications for the treatment of retinopathy of prematurity. Results of the early treatment for retinopathy of prematurity randomized trial. Arch Ophthalmol 2003;121:1684-96.
20. Seiberth V, Linderkamp O. Risk factors in retinopathy of prematurity. A multivariate statistical analysis. Ophthalmologica 2000;214(2):131-5
21. Tin W, Milligan DW, Pennefather P et al. Pulse oximetry, severe retinopathy, and outcome at one year in babies of less than 28 weeks gestation. Arch Dis Child Fetal Neonatal Ed 2001;84(2):F106-10
22. Holmes JM, Zhang S, Leske DA et al. Carbon dioxideinduced retinopathy in the neonatal rat. Curr Eye Res 1998;17(6):608-16.
23. Oden N.L., Phelps D.L., Statistical issues related to early closure STOP-ROP, a group-sequential trial. STOP-ROP Multicenter Study Group Controlled Clinical Trials 2003;24:28-38
24. Reynolds JD, Hardy RJ, Kennedy KA,et al. Lack of efficacy of light reduction in preventing retinopathy of prematurity. Light Reduction in Retinopathy of Prematurity (LIGHTROP) Cooperative Group. N Engl J Med 1998;338(22):1572-6
25. Leske DA, Wu J, Mookadam M, Chen Y, Fautsch MP, Holmes JM, et al. The relationship of retinal VEGF and retinal IGF-1 mRNA with neovascularization in an acidosis-induced model of retinopathy of prematurity. Curr Eye Res 2006;31(2):163-9
26. D'Arcangelo D, Facchiano F, Barlucchi LM, et al. Acidosis inhibits endothelial cell apoptosis and function and induces basic fibroblast growth factor and vascular endothelial growth factor expression. Circ Res 2000;86(3):312-8
27. Hesse L, Eberl W, Schlaud M, Poets CF. Blood transfusion. Iron load and retinopathy of prematurity. Eur J Pediatr 1997;156(6):465-70.
28. Brooks SE, Marcus DM, Gillis D,et al. The effect of blood transfusion protocol on retinopathy of prematurity: A prospective, randomized study. Pediatrics 1999;104(3 Pt 1):514-8
29. Higgins RD, Mendelsohn AL, DeFeo MJ, et al. Antenatal dexamethasone and decreased severity of retinopathy of prematurity. Arch Ophthalmol 1998;116(5):601-5
30. Halliday HL, Ehrenkranz RA, Doyle LW. Delayed (>3 weeks) postnatal corticosteroids for chronic lung disease in preterm infants. Cochrane Database Syst Rev 2003;(1):CD001145

Bölüm 5

RETİNAL ARTER TIKANIKLIKLARI

Fethiye Gülden TURGUT[1]

Retinal arter tıkanıklıklarının çoğu tromboza ya da emboliye bağlı olarak gelişir. Tıkanıklığın yerine göre sınıflandırılırlar. Tıkalı kısım optik diskin lamina cribrosasının proksimalindeyse santral retinal arter tıkanıklığı (SRAT), distalindeyse retinal arter dal tıkanıklığı (RADT) gelişir. Embolinin kaynağı, yeri ve tipi her ikisinde de aynıdır fakat retinal arter dal tıkanıklıkları, santral retinal arter tıkanıklıklarına göre daha fazla embolik kökenlidir (1). Ayrıca silioretinal arter tıkanıklığı (SAT), eş zamanlı retinal arter ve ven tıkanıklığı ve oftalmik arter tıkanıklığı (OAT) da görülebilir.

Retinal arter tıkanıklıkları, sistemik hastalıkların da habercisi olması nedeniyle hem oküler hem de sistemik aciller arasındadır.

SANTRAL RETİNAL ARTER TIKANIKLIKLARI

Santral retinal arter tıkanıklığı ilk olarak 1859 yılında Von Graefe tarafından multipl embolisi olan bir hastada tanımlanmıştır (2,3).

Retinal arter tıkanıklıklarının %57' sini oluşturur. Erkeklerde kadınlara oranla, yaşlılarda da gençlere oranla daha sık görülür. Genellikle tek taraflı olup %1-2 bilateralite görülebilir. Sağ ve sol göz eşit oranda etkilenir. Ortalama 60 yaş civarında başlar. Blokaj santral retinal arterin lamina cribrosa ve proksimaline denk gelen retrobulber kısmının trombozuna ya da kalp kaynaklı embolisi-

[1] Dr., İstanbul Medeniyet Üniversitesi Göztepe Eğitim ve Araştırma Hastanesi. fgul-denturgut@gmail.com

ne bağlı olarak gelişir. Bu nedenle tıkanıklığın yeri oftalmoskobik muayene ile saptanamaz. Santral retinal arterin daha proksimalinde yer alan oftalmik arter ya da internal karotis arter tıkanıklıkları da benzer tabloya yol açarak görme kaybı oluşturabilirler. Oftalmik arter tıkanıklıklarının santral retinal arter tıkanıklıklarından ayrımı zordur ve daha çok kronik seyirli görme kaybı gelişir.

Retina ikili dolaşıma sahiptir; iç retina santral retinal arter tarafından beslenirken, dış retina beslenmesini koroidal dolaşımdan difüzyon ile sağlar. Bu nedenle retinal arter tıkanıklıklarında sadece iç retina etkilenir (4).

ETYOLOJİ

Retinal arter tıkanıklıklarının en sık sebebi kalp kapak hastalıkları ve karotis arter aterosklerozudur. İnternal karotis arterin ilk dalı olması nedeniyle kalpteki ya da karotisteki plak retinal arter aracılığıyla ilk olarak göze ulaşır. Çoğu olgu lamina cribrosa seviyesinde gelişen ateroskleroza bağlı tromboz zemininde gelişir. Ateroskleroz sonrası düz kas hücrelerinde lipit içeren köpük hücreleri ve bağ doku birikimine bağlı fokal intimal kalınlaşma gelişir ve yaşla birlikte artış gösterir.

Hipertansiyon, hiperlipidemi, diyabet, oral kontraseptiflerin kullanılması, obezite, sigara kullanımı ve sedanter yaşam diğer risk faktörleridir.

%15-20 olguda santral retinal arter ve dallarında emboli görülebilir. En sık kaynağı karotis interna bifurkasyonundaki aterom plağıdır. Bu plağın parçalanmasıyla oluşan **kolesterol embolileri** (Hollen horst plağı) nispeten küçük tıkanıklıklarla seyreder, parlak, sarı-turuncu renklidir ve sıklıkla asemptomatiktir. **Kalsifik emboliler:** karotis arterdeki ateromatoz plaklardan veya kalsifik kalp kapaklarından köken alırlar. Genellikle tek sayıda olup diske yakın alanlarda bulunur, parlak değildir, renkleri optik diskle aynıdır ve bu yüzden tespit edilmeleri güçtür. Retinal arter ve dallarını tıkayarak kalıcı görme kaybına yol açabilirler. **Fibrin platelet embolileri:** kıvrımlı, soluk gri renkte ve çok sayıda olup lümenin içini tamamen doldurarak amarozis fugaks ile sonuçlanan geçici retinal iskemik ataklara yol açabilirler. Total tıkanıklık nadirdir.

Satral retinal arter tıkanıklıklarının diğer sebepleri:

- Kardiyak emboliye yol açan durumlar: kalsifikasyon, bakteriyel endokardit vejetasyonları, atriyal miksoma, sol ventriküler hipertrofi ve segmental duvar fonksiyon bozuklukları

- Yağ embolileri
- Dev hücreli arterit: Genelde arteriyal iskemik optik nöropati (AİON) ile seyreder, nadiren santral retinal arter tıkanıklığına yol açar.
- Özellikle genç yaş grubunda görülen SLE, PAN, Wegener granülomatozu ve Behçet zemininde gelişen periarteritisle
- Hiperhomosistinemi, Antifosfolipid antikor sendromu, protein C-S eksikliği, Antitrombin III eksikliği gibi trombofilik hastalıklar
- Sistemik metastaz nedenli tümör hücre embolileri
- Orak hücreli anemi
- Optik disk druseni, prepapiller arteriyal lup varlığı
- Akut retinal nekroz
- Purtscher retinopatisi
- Gebelik
- Oral kontraseptifler
- Hiperlipidemi
- Orbital duvar kırığı tamiri
- İyatrojenik sebepli emboliler: anjiografi, göz çevresine uygulanan intraarteriyal enjeksiyonlar
- Özellikle baş-boyun bölgesindeki travmalar, cerrahi ve radyolojik girişim
- Retrobulber enjeksiyon

- Ani göz içi basıncı yükselmeleri: retina dekolman cerrahisi vb.
- Diğer nedenler: Susac sendromu, Fabry hastalığı, Sydenham koreası, Migren, Hipotansiyon

Hastaların %60' ında eşilk eden sistemik arter hipertansiyonu, %25' inde diyabet mevcuttur. Etkilenen hastaların üçte birinde hemodinamiyi etkileyen ipsilateral karotis arter hastalığının varlığı söz konusudur (5,6).

OKÜLER BELİRTİLER

Retinal arter tıkanıklıklarının %5' ini oluşturan santral retinal arter tıkanıklıklarında görme prognozundaki kayıp tutulan bölgeye göre değişiklik gösterebilir ve optik sinir hasarı nedeniyle prognoz çoğunda kötüdür. Olguların %40' ını oluşturan izole tıkanıklıklarda görme prognozu daha iyidir ve vakaların %40' ı ven tıkanıklığı, %20 ' si ön iskemik optik nöropatiyle birliktelik gösterebilir. Bu olgularda görme keskinliği 0.5' in altındadır (2,3).

Santral retinal arter tıkanıklığının en belirgin semptomu ani, ağrısız, kalıcı görme kaybıdır. Sadece temporal arterite bağlı olanlarda ağrı söz konusudur. Hastaların sadece 1/4 kadarında özellikle de karotis hastalıkları durumunda tam tıkanma öncesi amarozis fugaks atakları görülebilir. Arteriyal spazm ile ilişkili durumlarda hastalarda iyileşme-bozulma periyotları ile seyreden görme kaybı görülebilir (7). Siliyoretinal arter varlığı dışında görme keskinlikleri oldukça düşüktür, el hareketi veya ışık persepsiyon seviyesinde olabilir. Işık persepsiyonunun olamaması, temporal arterit veya oftalmik arter tıkanıklıkları durumlarında nadiren görülür. Şayet açık bir siliyoretinal arter mevcut ise ve foveayı kanlandırıyorsa normal bir santral görme keskinliği bulunabilir. Nadiren tam görme seviyesine ulaşılabilir.

Etkilenen gözde reaktif afferent pupil defekti (APD) mevcuttur ve kalıcıdır. APD' nin varlığı ilk önemli belirtidir ve özellikle göz dibi bulgularının belirgin olmadığı erken evrede değerli bir bulgu olabilir. Ön segment muayenesi genellikle normaldir. Oküler iskemik sendrom durumunda nadiren iriste neovaskülarizasyon görülebilir.

Tıkanıklığın ilk birkaç saatinde fundus muayenesi normaldir. İlerleyen zamanlarda azalmış kan akımı tıkalı arterin kanlandırdığı retina bölgesinde özelikle de retina sinir lifi tabakasının kalın olduğu arka kutupta iskemik beyazlaşmaya yol açar. Arterler difüz olarak incelir, ciddi tıkanıklıklarda hem arter hem de venlerde vagonlaşma ya da kan akımında bölünme (segmentasyon) görüntüsü ortaya çıkabilir.

Foveada retina sinir lifi tabakası incedir, bu nedenle portakal rengi korunur. Bu bölgenin beyazlaşan retina alanı ile kontrast oluşturması sonucu makulada kiraz kırmızısı lekesi görünümü ortaya çıkar (cherry-red spot) **(Şekil 1)**. Makulada bu görünüme yol açan diğer durumlar ekarte edilmelidir.

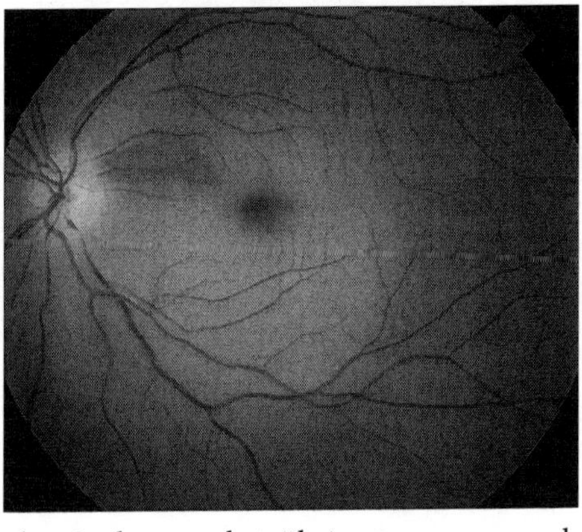

Şekil 1. Santral retinal arter obstrüksiyonu sonrası makulada cherry-red spot görünümü

Silioretinal arter varlığında makulanın görünümü normaldir. Disk üzerinde kıymık şeklinde hemorajiler görülebilir. Embolilerin varlığı %20 hastada oftalmoskobik muayene esnasında görülebilir. 4-6. haftalarda retinal ödem ve cherry-red spot görünümü kaybolur, optik disk soluklaşır ve disk üzerinde arteriyal kollateraller gelişebilir ve iç retinal hücrelerde gelişen kayıp nedeniyle optik atrofi gelişebilir. Foveolar ışık reflesi net olarak seçilemez, retina pigment epiteli değişiklikleri ve venöz kılıflanmalar görülebilir (8).

Santral retinal arter tıkanıklıklarını takiben hastaların %18' inde sekonder oküler neovaskülarizasyona bağlı neovasküler glokom ve beraberinde iris neovaskülarizasyonları (rubeozis iridis) görülebilir. Bu durum santral retinal ven tıkanıklıkları sonrası gelişen iris neovaskülarizasyonundan daha erken dönemde ortaya çıkar (4-5 hafta). %2 kadarında optik diskte neovaskülarizasyon ve sonrasında vitre içi hemoraji görülebilir (9,10).

Retinal arter tıkanıklıklarının %38' ini oluşturan retinal arter dal tıkanıklıklarında tıkanma büyük oranda temporal dallardadır ve tıkanan damara uyan kısımda ani görme kaybı vardır. Görme prognozu santral tıkanıklıklara nazaran daha iyidir. Retinanın solukluğu bölgesel olarak izlenir, ilerleyen dönemlerde optik diskte sektöryel solukluk görülebilir.

Oftalmik arter tıkanıklığı tablosunda görme kaybı çok ciddidir, % 90 ışık hissi kaybolmuştur ve aferent pupil defekti alınamaz (2,3). Retinadaki ödem akut dönemde daha ciddidir ancak cherry-red spot görünümü gelişmeyebilir. Geç fazda ise optik atrofi, retina pigment epitel değişiklikleri ve damar kılıflanmaları izlenebilir.

TANIDA YARDIMCI YÖNTEMLER

Fundus Floresein Anjiografisinde (FFA) SRAT' da retinal arterin dolma süresi ve arteriyovenöz geçiş süresi de uzamıştır. Koroidal dolaşım bozukluğuna bağlı koroidal dolum gecikmesi nadir de olsa gözlenebilir. Retina arterinde total dolma defekti %

1-2 olguda gözlenebilir. İlk haftalarda yapılan FFA da arka kutupta perfüze kapillerden sızıntı gözlenebilir, ilerleyen dönemlerde kaybolur. Santral retinal arter tıkanıklıklarının geç dönemlerinde retina damarlarında yapısal değişiklikler, optik diskte hipoflveresans gözlenebilir. Oftalmik arter tıkanıklıklarında koroidal dolum bozukluğu ve optik atrofi görülebilir.

Elektroretinografi (ERG)' de iç retinal iskeminin ağırlığı ile korele bir şekilde b dalgasının genliğinde düşme görülür hatta çok şiddetli iskemi durumlarında b dalgası silinebilir. Fotoreseptör fonksiyonunu gösteren a dalgası, mitokondri bakımından zengin olan fotoreseptörlerin oksijensizliğe dayanıklı olmaları nedeniyle genellikle etkilenmez fakat oftalmik arter tıkanıklığı söz konusu ise, a-dalgasının da amplitüdü düşer (2).

Indocyanin Green (ICG) Anjiografi, koroidal dolum defektlerinin tespiti için kullanılabilir.

Karotis Doppler USG ve Karotis anjiografisi ile SRAT olgularının yaklaşık %50' sinde bilateral karotis arterde plak saptanmaktadır.

Renkli Doppler Ultrasonografik Görüntüleme, retinal kan akımını değerlendirmede altın standarttır. Bu sayede orbita damarlarının anatomisi net bir şekilde saptanabilir. Santral retinal arter tıkanıklıklarında akut dönemde santral retina arter kan akımı belirgin olarak düşmüştür, oftalmik arter ve koroidal dolaşımı normaldir.

TEDAVİ

Yapılan hayvan deneylerine göre retinal arter tıkanıklığı durumlarında retinadaki geri dönüşümsüz hasar 90-100 dakika içinde gelişebildiği için santral retinal arter tıkanıklıklarının tedavisi acildir. İnsanlarda tam tıkanıklık oldukça nadir görülür. Bu yüzden ilk 24-48 saat içerisinde tedavi uygulanmalıdır. Santral retinal arter tıkanıklığı için kanıtlanmış herhangi bir tedavi yöntemi bulunmamakla birlikte amaç göz içi basıncının ani olarak düşürülmesi ve embolinin ileriye doğru atılmasıdır. İlk etapta retinanın oksijenasyonunu ve retinal arter kan akımını artırmak, arter tıkanmasını açmak, hipoksik retina hasarını önlemek ve retinada vazodilatasyonu sağlamak için göz içi basıncını (GİB) düşürmek gerekir (2,11).

Bu amaçla:

1. Hasta sırtüstü pozisyonda yatırılır.
2. Arteri tıkayan emboliyi proksimalden daha distale hareket ettirmek amacıyla üç aynalı mercek eşliğinde gözlenerek globa 5 saniyede bir 10 saniye bastırıp hızlıca kaldırmak suretiyle masaj uygulanabilir, sonrasında hasta da masajı sürdürebilir.
3. GİB' i düşürmek için 0.1-0.4 ml' lik ön kamara parasentezi yapılabilir.
4. GİB' i düşürücü antiglokomatöz ajanlar (asetozolamid) kullanılabilir, yeterli olmazsa hiperozmolar ajanlara geçilir (mannitol, gliserol).
5. Retinal arterleri dilate etmek ve kanın oksijen satürasyonunu artırmak ve vazospazmı engellemek amacıyla dil altı nitrogliserin, pentoksifilin, kalsiyum kanal blokörleri, karbondioksit inhalasyonu (%95 oksijen, %5 karbondioksit) ya da hiperbarik oksijen tedavisi her ne kadar etkinliği kanıtlanamasa da denenebilir.
6. Özellikle ilk 6 saat içinde intravenöz heparin, doku plazminojen aktivatörleri, streptokinaz ve ürokinaz uygulamasının yanı sıra seçilmiş olgularda trombolitik ajanların oftalmik artere kateterizasyon ile lokal olarak veya intravenöz infüzyon şeklinde verilmesinin görme keskinliği üzerine etkili olduğu bildirilmiştir. Ancak fibrin-platelet embolileri santral retinal arter tıkanıklıklarının az bir kısmına neden olmaktadır. Ayrıca bu tedavi sonrasında serebral inme ve hemoraji gibi ciddi

sistemik yan etkileri ortaya çıkabilir. Bu nedenle hasta seçiminde oldukça dikkatli olmak gerekir.

7. Emboliye yönelik intraretinal cerrahi gibi invazif yöntemlerin santral retinal arter tıkanıklıklarında erken dönemde prognozu olumlu yönde etkilediği, arteriyal tıkanıklığın geri dönebildiği bazı raporlarda gösterilmiştir fakat kanıta dayalı klinik çalışma bulunmamaktadır. Komplikasyon oranları nispeten daha azdır.
8. Şayet embolinin ya da trombozun yeri tespit edilebiliyorsa emboli üzerine YAG-laser atışı uygulanabilir. Embolinin vitreus içine düştüğü durumlarda embelektomi yapılabilir. Pars plana vitrektomi yoluyla damar kesilerek emboli çıkarılabilir.
9. Superoksit dismutaz ve N-Metil D Aspartat inhibitörleri gibi antioksidan ajanların, retinal vasküler tıkanıklıkların retinaya verdiği hasar üzerine kurtarıcı etkisi olduğu düşünülmektedir.
10. Temporal (Dev hücreli) arterit ile ilişkili santral retinal arter tıkanıklıklarında temporal arter biyopsi sonucu beklenmeden yüksek doz sistemik (intravenöz) steroid tedavisine acilen başlanmalıdır (2,12,13).

Tedavinin yöntemi kişiye göre ayarlanır. Erken dönemde başvuran genç, sağlıklı, tek gözü tutan durumlarda agresif tedavi yöntemleri denenebilir. Daha yaşlı bireylerde agresif tedavinın yol açtığı zararlar göz önünde bulundurularak tedaviye başlanmalıdır.

İlerleyen zamalarda iris neovaskülarizasyonu ya da optik disk neovaskülarizasyonları gelişebilir. Bu durumda panretinal laser fotokoagülasyon ve neovasküler glokoma yönelik antiglokomatöz tedavi seçenekleri uygulanabilir.

TAKİP VE PROGNOZ

Hastalar ayda bir ön segment neovaskülarizasyonları açısından takibe alınmalıdır. Sistemik inceleme mutlaka yapılmalı, sigara kullanımı sorgulanmalı ve varsa mutlaka bıraktırılmalıdır. Herhangi bir kontrendikasyon yok ise antikoagülan tedaviye hızlı bir şekilde başlamak gerekir. Gerekirse fibrinolitik tedavi de uygulanabilir. Atriyal fibrilasyon varlığında oral antikogülanlar başlanabilir. Karotisteki darlık oranı %70' i geçen semptomatik hastalarda karotis endarterektomi önerilebilir.

Santral retinal arter tıkanıklıklarında hastaların 1/3' lük kısmında tedavi almasalar bile görme keskinliğinde zaman içerisinde artış olabilir. %10 kadarında 3 ya da daha fazla snellen satırı görme düzelmesi olur. Erken çocukluk çağında kendiliğinden düzelme de olabilir. Tıkanmanın kaynağı emboli ise görme keskinliği birkaç saat içinde artabilir, bunun sebebi embolinin parçalanıp dağılmasıdır. Kalsifik emboliye bağlı olarak gelişen santral retinal arter tıkanıklıklarında prognoz, kolesterol ve pıhtı embolisine göre daha kötüdür (9).

Santral retinal arter tıkanıklıklarında en sık ölüm nedeni kardiyak embolidir.

GEÇİCİ SANTRAL RETİNAL ARTER TIKANIKLIĞI

Geçici SRAT, SRAT' ların %16' sını oluşturur. Prognoz diğer santral retinal arter tıkanıklıklarına göre iyidir. Geçici santral retinal arter tıkanıklıkları aterosklerotik plaklardaki trombositlerden salınan serotoninin salınımına bağlı vazospazm sonucu meydana gelir (10).

RETİNAL ARTER DAL TIKANIKLIĞI

Retinal arter dal tıkanıklığı santral retinal arter tıkanıklıklarına göre daha nadir görülür. Akut retinal arter tıkanıklıklarının %38' ini oluşturur. Ortalama 60 yaş civarında daha sık izlenir (2,3). Santral retinal arter tıkanıklıklarına nazaran genç yaş grubunda daha fazla görülür. İleri yaşlarda erkekler kadınlardan daha fazla etkilenirken (2:1), 50 yaşın altında kadın ve erkekleri eşit oranda etkiler (14). Sağ göz tutulumu (%60), sol göze (%40) göre daha fazladır (10). Temporal kadran daha sık tutulur. Vakaların 2/3' den fazlası retinal dolaşımda yer alan emboliye sekonder olarak gelişir. Embolinin yeri hastaların %62' sinde fundoskopik muayene sırasında izlenebilir. Embolinin kaynağı kardiyak ya da arteriyal kökenli olabilir.

Risk faktörleri santral retinal arter tıkanıklıklarına benzerdir. Kardiyovasküler sistemde emboliye zemin hazırlayan hastalıkların varlığı, bu hastalıklara predispozan aile öyküsü, hipertansiyon, hiperlipidemi, diyabet, özellikle genç hastalarda oral kontraseptif kullanımı, sigara içme hikayesi belli başlı risk faktörleri arasındadır. Fakat santral retinal arter tıkanıklıklarından farklı olarak dev hücreli arterit sıklığı retinal ven dal tıkanıklıklarından daha azdır. Orak hücreli anemi, pankreatit, amniyon sıvı embolisi, homosistinüri retinal arter dal tıkanıklığı yapan nadir durumlardır. Tekrarlayan retinal arter dal tıkanıklığı olgularında özelliklede genç hasta grubunda Protein C-S eksikliği, antitrombin III eksikliği, antifosfolipid antikor varlığı gibi hastalıklar araştırılmalıdır. Çoklu retinal arter dal tıkanıklığı durumunda Susac Sendromu akla gelebilir (15,16).

OKÜLER BELİRTİLER

Çoğunlukla tıkanan arterin beslediği bölgeye uyan sektöriyel görme alanı kaybı şeklinde semptom verir. Foveanın tutulup tutulmamasına göre görme kaybının derecesi değişkenlik gösterir. Görme keskinliği hastaların 3/4' ünde 20/40' dan daha iyidir. Fundus muayenesinde iskemiden etkilenen retina alanında aksoplazmik akımın blokajına bağlı ödem ve beyazlık izlenir **(Şekil**

2). İskemik alanın çevresinde mum alevi şeklinde retinal hemorajiler görülebilir ve ayrıca atılmış pamuk manzarasını andıran lokalize iç retinal beyazlaşma alanları da eşlik edebilir (10). Arterlerde daralma, venlerde segmentasyon bulgusu (boxcarring) görülür. Etkilenen alanın yaygınlığına bağlı olarak rölatif afferent pupilla defekti (RAPD) sıklıkla mevcuttur. Kronik dönemde retinal beyazlaşma azalır, etkilenen bölgeye uyan sektörel retinal sinir lifi kaybı ortaya çıkabilir ve arterler arasında kollateraller görülebilir. Bu görünüm retinal arter dal tıkanıklığı için patognomoniktir. Özellikle diyabetik hastalarda iris ve posterior segment neovaskülarizasyonu görülebilir.

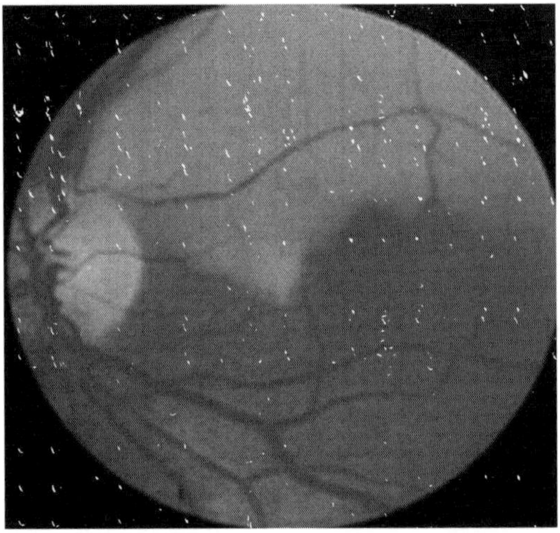

Şekil 2. Superior hemisferik retinal arter dal tıkanıklığı sonrası fundus görünümü

PROGNOZ

İlerleyen dönemlerde sabit bir görme alanı defekti kalabilir. Santral görme keskinliği korunmuştur. Çoğu olguda santral görme keskinliği 20/40 seviyelerine kadar korunur.

TANI

Fundus florosein anjiografisinde obstrüksiyonun olduğu yerde ve distalinde retinal ödem nedeniyle boyanma azalır. Arteriyal tıkanıklık bölgesine komşu venlerde dolum yavaşlar ya da kaybolur. Embolinin yer aldığı bölgede geç fazda sızıntı görülebilir.

Görme alanında retinal tıkanıklığın bulunduğu bölgeye uyan görme alanı kayıpları görülebilir (17).

AYIRICI TANI

Siliyoretinal arter tıkanıklıkları, infeksiyoz retinitler, atılmış pamuk manzarası (Cottonwool spot) yapan durumlar göz önünde bulundurulmalıdır.

TEDAVİ

Retinal arter dal tıkanıklıklarında görme keskinliği ve prognoz santral retinal arter tıkanıklıklarına nazaran iyi olduğundan, perifoveolar belirgin etkilenim olmadığı sürece santral retinal arter tıkanıklıklarındaki gibi invazif girişimlere gerek yoktur. Okuler masaj ve parasentez embolinin yerinden oynatılıp uzaklaştırılması bakımından fayda sağlayabilir. Emboliyi eritmeye yönelik laser fotokoagülasyon uygulanabilir. Susac Sendromuna bağlı çoklu retinal arter dal tıkanıklıkları mevcudiyetinde hiperbarik oksijen tedavisi uygulanabilir. Pıhtılaşma bozuklukları durumunda sistemik antikoagülan tedavi faydalıdır (18-20).

SİLİYORETİNAL ARTER TIKANIKLIKLARI

Siliyoretinal arter toplumun yaklaşık %30' unda yer almaktadır. Posterior siliyer dolaşımdan köken alır. Bu nedenle santral retinal arter tıkanıklıklarından etkilenmez. Papillanın temporalinden çıkarak makula bölgesini kanlandırır **(Şekil 3)**. Bazen birden fazla sayıda olup retinanın nazal kadranını da besleyebilir.

Fundus floresein anjiografisi sırasında koroidle eş zamanlı olarak retina dolaşımından 1-3 saniye önce dolduğu gözlenir. Siliyoretinal arter tıkanıklıları İzole, Noniskemik santral retinal ven tıkanıklıkları ile ya da iskemik optik nöropati ile kombine olabilir. İzole formu daha çok kollajen vaskuler hastalıklara sekonder olarak genç hastalarda nadiren görülür **(Şekil 4)**. Görme keskinliği 20/40 seviyesine kadar korunabilir, iyi prognoza sahiptir (1).

Santral retinal ven tıkanıklıkları ile kombine olan formu ise genç hastalarda sıktır. Bu hastalarda santral görme keskinliği prognozu iyidir.

İskemik optik nöropati ile kombine olan siliyoretinal arter tıkanıklıklarında ise prognoz oldukça kötüdür (21).

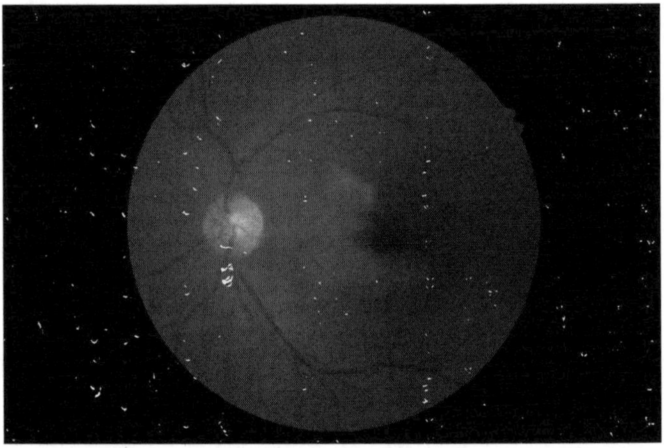

Şekil 3. Siliyoretinal arter obstrüksiyonuna bağlı siliyoretinal arterin dağılım bölgesine uyan retinal beyazlaşma

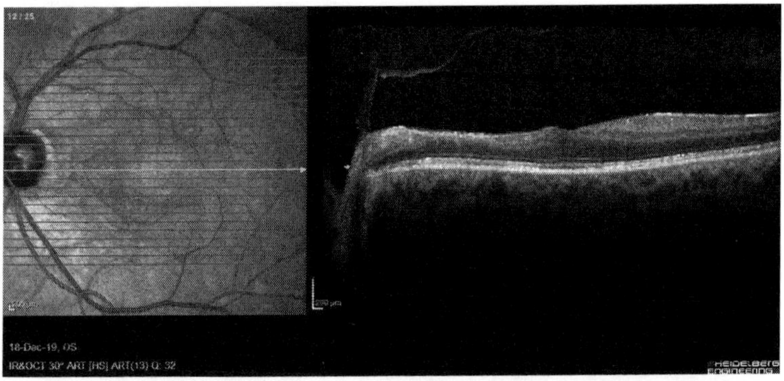

Şekil 4. Siliyoretinal arter tıkanıklığı gelişen hastada OCT görünümü. Siliyoretinal arterin beslediği retinal katmanlarda incelme

KOMBİNE ARTER VEN TIKANIKLIKLARI

Santral retinal ven tıkanıklıkları ile birliktelik gösteren santral retinal arter tıkanıklıkları az rastlanılan bir tablodur. Ani ve ciddi görme kaybı gelişir. Işık persepsiyonu çok azalır ya da tamamen kaybolur. Fundoskopik muayenede japon bayrağı görünümünün yanı sıra dört kadranda da belirgin dilate tortöz venler ve retinal kanamaları içeren santral retinal ven tıkanıklığı bulguları görülür **(Şekil5)**. Sistemik ya da lokalize hastalıklarla birlikteliği oldukça sıktır. Etyolojide: Kollajen doku hastalıkları, lösemi, orbital travma, retrobulber enjeksiyonlar gözardı edilmemelidir.

İris neovaskülarizasyonu gelişme riski oldukça yüksek olduğudan, neovasküler glokomu engellemek için laser fotokoagülasyon tedbir amaçlı acilen yapılmalıdır (22).

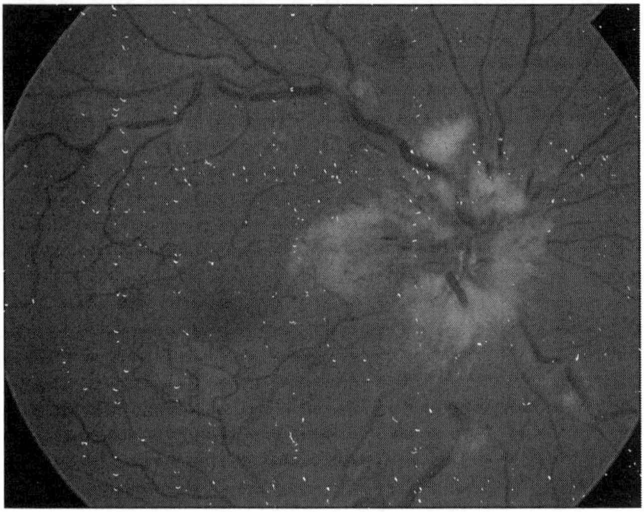

Şekil 5. Kombine retinal arter ven obstrüksiyonu

Retinal arter dal tıkanıklıklarına eşlik eden Santral retinal ven tıkanıklığı olguları nadir de olsa görülebilmektedir. Oküler bulgular Santral retinal ven tıkanıklıkları gibidir. İris neovaskülarizasyonu ve neovasküler glokom gelişebilir. Bu olgulara diyabet ve hipertansiyon gibi sistemik hastalıklar, aminoglikozid toksisitesi eşlik edebilmektedir, bunlar dışında diğer sistemik hastalıklarla birlikteliği kanıtlanmamıştır (9).

KAYNAKLAR

1. Brown GC, Moffat K, Cruess A, Magargal LE, Goldberg RE. Cilioretinal artery obstruction. Retina 1983;3(3):182-7
2. Sharma S, Brown GC: Retinal artery obstruction. In Retina, Ryan S.J. ed The C.W. Mosby Co. 2001;2:1350-67
3. Kaynak S: Retina arter tıkanıklıkları, Oftalmoloji 1993;5-65
4. Sharma S, Naqvi A, Sharma SM, Cruess AF, Brown GC. Transthoracic echocardiographic findings in patients with acute retinal arterial obstruction. A retrospective review. Retinal Emboli of Cardiac Origin Group. Arch Ophthalmol. 1996;114(10):1189-92
5. Kuritzky S. Nitroglycerin to treat acute loss of vision. N Engl J Med 1990;323(20):1428
6. Fraser SG, Adams W. Interventions for acute non-arteritic central retinal artery occlusion. Cochrane Database Syst Rev. 2009;21(1):CD001989
7. Werner MS, Latchaw R, Baker L, Wirtschafter JD. Relapsing and remitting central retinal artery occlusion. Am J Opthalmol. 1994 Sep 15;118(3):393-5
8. Rudkin AK, Lee AW, Chen CS. Ocular neovascularization following central retinal artery occlusion: prevalence and timing of onset. Eur J Opthalmol. 2010 Nov-Dec;20(6):1042-6
9. Duker JS, Cohen MS, Brown GC, Sergott RC, McNamara JA. Combined branch retinal artery and central retinal vein obstruction. Retina 1990; 10(2): 105–12
10. Hayreh SS, Podhajsky PA, Zimmerman MB. Branch retinal artery occlusion: natural history of visual outcome. Opthalmology. 2009 Jun;116(6):1188-94.e1-4
11. Fyche TJ, Bulpitt CJ, Kohner EM, Archer D, Dollery CT. Effect of changes in intraocular pressure on the retinal microcirculation. Br J Ophthalmol. 1974 May; 58(5): 514–22
12. Schmidt D, Schumacher M, Wakhloo AK. Microcatheter urokinase infusion in central retinal artery occlusion. Am J Ophthalmol. 1992 Apr 15;113(4):429-34
13. Butz B, Strotzer M, Manke C, Roider J, Link J, Lenhart M. Selective intra-arterial fibrinolysis of acute central retinal artery occlusion. Acta Radiol. 2003 Nov;44(6):680-4
14. Greven CM, Slusher MM, Weaver RG. Retinal arterial occlusions in young adults. Am J Opthalmol. 1995 Dec;120(6):776-83
15. Arrugo J, Sanders MD. Opthalmologic findings in 70 patients with evidence of retinal embolism. Ophthalmology. 1982 Dec;89(12):1336-47
16. Lewis JM. Multiple retinal occlusions from a left atrial myxoma. Am J Opthalmol. 1994 May 15;117(5):674-5
17. Parcero CM, Freitas Bde P, Marback EF, Maia Ode O Jr, Marback RL. Optical coherence tomography findings in acute phase of branch retinal artery occlusion: case report. Arq Bras Oftalmol. 2010 Mar-Apr;73(2):189-92

18. Dutton GN, Craig G. Treatment of retinal embolus by photocoagulation. Br J Opthalmol 1989;73(7):580-1.
19. Lim JY, Lee JY, Chung HW, Yoon YH, Kim JG. Treatment of branch retinal artery occlusion with transluminal Nd:YAG laser embolysis. Korean J Ophthalmol. 2009 Dec;23(4):315-7
20. Opremcak E, Rehmar AJ, Ridenour CD, Borkowski LM, Kelley JK. Restoration of retinal blood flow via translumenal Nd:YAG embolysis/embolectomy (TYL/E) for central and branch retinal artery occlusion. Retina. 2008 Feb;28(2):226-35
21. Keyser BJ, Duker JS, Brown GG, Sergott RC, Bosley TM. Combined central retinal vein occlusion and cilioretinal artery occlusion associated with prolonged retinal arterial filling. Am J Ophthalmol. 1994 Mar 15;117(3):308-13
22. Jorizze PA, Klein ML, Shults WT, Linn ML. Visual recovery in combined central retinal artery and central retinal vein occlusion. Am J Ophthalmol. 1987 Oct 15;104(4):358-63

Bölüm 6

SİSTEMİK İLAÇ KULLANIMINA BAĞLI RETİNA TOKSİSİTESİ

Seda KARACA ADIYEKE[1]

GİRİŞ

İlaç kaynaklı retina toksisitesi sistemik, intravitreal ve topikal uygulanan tedaviler sonucunda meydana gelebilir. Retina, kan-retina bariyerine rağmen sistemik ilaç kullanımı sonucu meydana gelen retina dejenerasyonu ve disfonksiyonuna karşı savunmazsızdır.

Retina toksisite paternleri; Retina pigment epiteli ve fotoreseptör tabakalarının etkilenmesi, Vasküler tutulum ve oklüsif retinopati, ganglion hücre tabakası ve optik sinir toksisitesi, makula ödemi, kristalin retinopati, renkli görme bozuklukları ve elektroretinogram anormalliklerine yol açan ilaçlar olarak sınıflandırılabilir. (Tablo 1)

RETİNA PİGMENT EPİTELİ VE FOTORESEPTÖR BOZUKLUKLARINA YOL AÇAN İLAÇLAR

Klorokin ve Türevleri

Klorokin ve türevleri malarya, romatolojik ve dermatolojik hastalıklarda kullanılmaktadır. Hidroksiklorokin kullanımı klorokin kullanımına kıyasla daha güvenli olmasına rağmen her iki ilacın retina toksisitesi nedeniyle düzenli takibi gerekmektedir.

[1] Dr., Sağlık Bilimleri Üniversitesi, İzmir Tepecik Eğitim ve Araştırma Hastanesi, skaracaadiyeke@hotmail.com

Klorokin ve Hidroksiklorokin retina pigment epitelinde (RPE) melanine bağlanarak birikmekte ve etkisi uzamaktadır.[1] Toksisite az görülmekle birlikte görme kaybında sıklıkla düzelme olmamaktadır ve ilaç kesildikten sonrada etkileri devam etmektedir. Görme işlev bozukluğu meydana gelmeden retina toksisitesinin erken dönemde saptanması için düzenli tarama tetkiklerinin yapılması gerekmektedir. Tipik semptomları parasantral skotom, santral görme kaybı ve okuma güçlüğüdür.

Retina toksisitesinin erken bulguları bilateral parasantral görme alanı defekti ve spektral optik kohorens tomografide (SD-OKT) parasantral lokalizasyonda elipsiod zone defektidir. İlaç kullanımının devam etmesi ile progresif pigmenter değişiklikler ve bilateral 'bull's eye'makulopati gelişir. İlerlemiş toksisite bulgusu retinitis pigmentosa benzeri panretinal dejenerasyon gelişmesidir. Bu durum her iki ilacın uzun süreli kullanımında veya klorokinin kısa süreli yüksek doz kullanımında ortaya çıkmaktadır.[1]

Klorokin ve hidroksiklorokin kullanan olguların oftalmolojik takibinin amacı toksisitenin erken saptanmasıdır. 6.5 mg/kg/ gün dozundan daha az hidroksiklorokin ve 3 mg/kg/ gün dozundan daha az klorokin kullanan olgularda toksisite görülme riskinin düşük olduğu gösterilmiştir. [2]

Toksisite için yüksek risk oluşturan kümülatif dozlar hidroksiklorokin için 1000 gr, klorokin için ise 460 g üzerindeki dozlardır.[3] Ek risk faktörleri ise 5 yıldan daha fazla ilaç kullanımı, böbrek hastalığı, konkomitantamoksifen kullanımı, konkomitan yaşa bağlı makula dejeneransı bulunmasıdır. Bununla birlikte ek risk faktörü bulunmamasına ve güvenli kabul edilen dozlarda hidroksiklorokin kullanıma rağmen toksisite bildirilmiştir.

Bu grup ilaç kullanması planlanan olguların tedaviye başlamadan önce oftalmolojik olarak değerlendirilmesi önemlidir. Takiplerde karşılaştırılmak üzere bu olgulara SD-OKT ve beyaz patern ile otomatize threshold görme alanı testi (Humprey white

10/2) alanı tetkiki yapılması önerilmektedir. Bu olgularda ilk bir yıl içinde fundus bakısı ve düşük risk grubunda 5 yıl boyunca yıllık taramalar önerilmektedir. Genellikle olgular 5 yıl kadar; 6-12 aylık periodlar halinde Humprey 10-2 görme alanı tetkiki ve SD-OKT ile birlikte değerlendirilmektedir.[4] İlaç kullanımının başlangıcından 5 yıl sonra ise 6 ayda bir tetkik edilmektedir. Toksisite riski olan olgular ve şüpheli olgular ise fundus otofloresans ve multifokal elektroretinografi (ERG) ile değerlendirilebilir. Multifokal ERG' de parasantral depresyonlar ve parasantral halkasal hiperotofloresan ve hipootofloresan görülmesi toksisite lehinedir. Toksisite bulgusu saptandığı zaman ilaç kesilmesi önerilmektedir.[5]

Fenotiazinler

Klorpromazin ve tiyoridazin uveal dokuda ve RPE'de melanin granüllerine bağlanarak birikmektedir. Yüksek doz klorpromazin kullanımı göz kapaklarında, interpalbebral konjonktivada, kornea ve ön lens kapsülünde anormal pigmentasyona yol açmaktadır. Ön ve arka kapsüler katarakt gelişimine neden olabilir. Klorpromazin kullanımına bağlı pigmenter retinopati seyrek görülür.

Yüksek doz Tiyoridazin kullanımında bir kaç hafta veya ay içerisinde şiddetli pigmenter retinopati gelişebilmektedir. 800 mg/ gün ‹ den daha düşük dozlarda toksisite seyrektir. Başlangıçta görmede azalma ve arka polde RPE düzensizlikleri izlenmektedir. Toksisitenin ilerlemesi ile yama şeklinde RPE ve ckoroid atrofisi gelişmektedir. Ayırıcı tanısında Koroideremi veya bietti kristalin distrofi dışlamalıdır Geç dönemde görme alanı defektleri ve gece körlüğü izlenebilir.

Retina pigment epiteli Toksisitesine yol Açan Diğer ilaçlar

RPE üzerinde toksisiteye neden olan diğer ilaçlar; klofazimin,deferoksamin, nükleozit reverse transkriptaz inhibitorleridir (NRTİ).

Klofazimin dapson dirençli lepra ve otoimmun kökenli hastalıkların tedavisinde kullanılır, bull 's eye makulopatiye yol açmaktadır.[6]

Deferoksamin, retikuler veya vitelliform RPE değişikliklerine ve makula ödemine yol açabilir.[7]

NRTİ grubu ilaçlar, optik sinir ve RPE gibi oksijen ihtiyacı yüksek olan dokularda mitokondri hasarına yol açmaktadır. Periferal görme kaybı, RPE ve koryokapillaris atrofisi gelişebilmektedir.[8]

Metaztazik kanser tedavilerinde kullanılan bir kemoterapötik olan MEK inhibitorleri multifokal seröz retina dekolmanına yol açabilmektedir.[9]

Oklüsif Retinopatiye Yol açan Sistemik İlaçlar

Interferon alfa 2a viral hepatit tedavisinde kullanılan bir immunomodulatör ve antiviraldir. Tedasi sırasında Atılmış pamuk manzarası, retinal hemoraji ve parasantral görme alanı defektlerine neden olabilir.[10]

Ergot alkaloidleri ve oral kontraseptifler trombotoik komplikasyonlara yol açarak retinal ven ve arter oklüzyonuna yol açmaktadır.[11,12]

Prokainamid sistemik lupus eritamatozis gelişimini indükleyebilir. Retina damarlarında budanma ve retina infaktına yol açarak ciddi görme kaybına neden olur.[13]

Amikasin ve gentamisin gibi aminoglikozidlerin intravitreal kullanımı makular iskemi ve geri dönüşümsüz görme kaybına yol açtığı saptanmıştır.[14, 15] Endoftalmi profilaksisi için İntravitreal vankomisin kullanımı ile hemorajik oklüsif retina vaskülopatisi (HORV) saptanmıştır.[16] HORV, geniş vasküler oklüzyon ve nonperfüzyon ile karakterizedir. HORV etyopatogenezinde tip 3 hipersensivite reaksiyonu ve küçük damar vasküliti sorumlu tutulmuştur.

Ganglion hücre tabakası ve optik sinir hasarına yol açan sistemik ilaçlar

Kinin, kas gevşetici ve anti malaryal olarak kullanılan ilaç grubudur. Terapötik indexi dardır. 2g altındaki dozlarda güvenlidir, fakat 4g dan yüksek dozlarda morbidite ve 8 gr dan yüksek dozlarda mortaliteye yol açar. Toksik dozlarda retinal ganglion hücre toksisitesine bağlı, santral retinal arter tıkanıklığını taklit edebilen ani görme azlığı gelişebilir. Japon bayrağı görünümü ortaya çıkabilir ve SD-OKT ' de ganglion hücre tabakasında kalınlaşma ve hiperreflektivite izlenebilir. Diffüz iç retina tabakalarında atrofi, retinal vasküler atenüasyon ve optik atrofi ile birliktelik gösterebilir. ERG tetkikinde santral retinal arter tıkanıklığına benzer olarak negatif b dalga izlenebilir.[17]

Metanol toksisitesi ani görme kaybına yol açmaktadır. Fundus bakısında geçici optik sinir ve makula ödemi izlenebilir. Histolojik çalışmalarda RPE, retina ve optik sinirde vakualizasyon olduğu gösterilmiştir. Optik atrofi ve retinal vasküler atenüasyon diffüz ganglion hücre kaybına yol açmaktadır. Metanol zehirlenmesinin en sık sekeli optik atrofidir.[18]

Makula Ödemine Yol Açan İlaçlar

Paklitaksel, albümin bağlı paklitalsel, ve *dosetaksel* gibi taksan grubu ilaçlar mikrotübül inhibitörleridir ve kemoterapötik olarak kullanılırlar. Bu ilaçlar seyrek olarak SD-OKT' de izlenen fakat floresein anjiografide saptanmayan makula ödemine yol açabilirler.[19] Yine bu grup ilaçlara benzer olarak nikotonik asid anjiografide herhangi bir bulguya yol açmayan makula ödemine sebep olmaktadır.[20] Santral görme kaybı ilacın kesilmesi ile düzelir ve kistoid ödem kaybolur.

Rosiglitazon ve pioglitazon gibi glitazon türevi antidiabetikler sıvı retansiyonuna yol açarak makula ödeminin gelişmesine veya ilerlemesine yol açabilir.[21]

Multiple skleroz tedavisinde kullanılan Fingolomid seyrek olarak makula ödemine yol açmaktadır.[22]

Kristalin Retinopatiye Neden Olan İlaçlar

Tamoksifen göğüs kanseri adjuvant tedavisinde kullanılan anti östrojen ilaçtır. Retina toksisitesi günlük 20mg dozlarında seyrek olarak görülür. 200 mg/ gün veya 100 g dan yüksek kümülatif dozlarda kristalin retinopati gelişebilmektedir. Fovea çevresinde kümelenmiş parlak kristalin depozitler ile karakterizedir.[23] Makula ödemi ile ilişkili olabilir. Şiddetli olgularda geri dönüşümsüz görme azalması saptanabilir. Son zamanlarda kristalin retinopati gelişimi olmadan düşük doz tamoksifen kullanan olgularda SD-OKT' de elipsoid zon da kaybısaptanmıştır.[24]

Kantaksantin yüksek dozlarının kullanımı ile kristalin makulopatiye yol açabilir. İç retinal tabakada jukstapapiller alanda daha belirgin olmak ile birlikte makula etrafında halkasal olarak parlak kantaksantin depozitleri birikir.[25] Görme kaybına yol açmazlar ve ilacın kesilmesi ile gerilerler.

Metoksifloranın böbrek yetmezliği olan olgularda uzun süreli uygulanmasından sonra ve *etilen glikol* kullanımından sonra intravaskuler kristalin birikimleri görülebilmektedir. [26]

İntravasküler kristalin birikiminin görüldüğü bir diğer durum *Talk embolisidir.* Talk embolisi metilfenidat gibi ilaçların uzun süreli kötüye kullanımı sonrası görülebilir. Refraktil talk depozitleri küçük perfoveal retinal arteriollerde tıkanıklığa yol açabilir. Bazı olgularda ise periferik retinal neovaskülarizasyonuna neden olabilir.[27]

Elektroretinografi ve Renkli Görme Bozukluklarına Yol Açan İlaçlar

Sildenafil ve Tadanafil gibi Fosfodiesteraz 5 inhibitörleri, fototransdüksiyon kaskadında görevli Fosfodiesteraz 6 enziminde de kısmen inhibisyona yol açarlar. Yüksek doz sildenafil kullanımında geçici mavi görme bozukluğu ve geçici anormal ERG cevabına neden olmaktadır. Bu bulgular 100 mg dan daha yüksek dozda sildenafil kullanımı sonrası olguların %50'sinde görülmektedir.[28,29] Sildenafil grubu ilaçların, koroidal vaskuler dilatasyon ve koroidal konjesyon sonucunda seröz makula dekolmanı, santral seröz koryoretinopatiye neden olmaktadır.

Geri dönüşümlü sarı renk görme bozukluklarına *kardiak glikozitler* neden olur.[30]

Akne tedavisi içim *İsotretinon* kullanan olgularda gece görme azlığı, anormal karanlık adaptasyonu ve anormal ERG cevapları saptanmıştır. Bulgular büyük ölçüde geri dönüşümlüdür. Toksisite seyrek olarak gelişsede tekrarlayyan ilaç kullanımı olan olgularda daha sık olarak karşılaşılır.[31]

Vigabatrin görme alanında daralma, ERG anormalliklerine yol açmaktadır.[32]

Oküler Toksisiteye yol açan diğer ilaçlar

Rifabutin kullanımı hipopiyon ve hipotoni ile birlikte olan anterior ve posterior üveite neden olmaktadır.[33]

Asetolazamid ve topiramat makuler ödem, ilaç ile indüklenmiş miyopi, retinal ve koroidal katlantılara neden olabilmektedir. İzole makula katlantıları olan olgularda hafif düzeyde görme azlığı mevcut iken, koroid efüzyonu varlığında şiddetli görme azlığı gelişir. Erken dönemde ilacın kesilmesi ile bulgularda gerileme olabiilir.[34,35]

SONUÇ

Sistemik kullanılan ilaçların retina üzerine etkileri ile ilgili dikkatli olunmalıdır. Toksisitenin erken farkedilmesi ile olgular görme kaybı gelişmesinden korunabilirler. Bu nedenle olguların oftalmolojik bakılarının ve yardımcı tetkiklerinin yapılması önemlidir.

Tablo 1. Sistemik Kullanımına Bağlı Retina Toksisitesi Görülen İlaçların Toksisite Paternleri ve Bulguları.

Toksisite Paterni	Toksisite Bulguları
Retina Pigment Epiteli ve fotoreseptör toksisitesine yol açan ilaçlar	
Hidroksiklorokin/klorokin	Bilateral parasantral görme alanı defekti SD-OKT parasantral elipsiod zone defekti Multifokal ERG' de parasantral dalga boylarında azalma
Fenotiazin	Ön ve arka kapsüler katarakt Oküler yüzeyde anormal pigmentasyon Görme alanı defekti RPE ve koroid atrofisi
Klofazimin	Bull's eye makulopati
Deferoksamin	Retikuler veya vitelliform RPE değişiklikleri Makula ödemi
Nükleozit reverse transkriptaz inhibitorleri	Periferal görme kaybı RPE ve koryokapillaris atrofisi
MEK inhibitorleri	Multifokal seröz retina dekolmanı
Oklüsif retinopatiye yol açan ilaçlar	
Interferon alfa 2a	Atılmış pamuk manzarası Parasantral görme alanı defektleri

Ergot alkaloidleri ve oral kontraseptifler	Retinal ven ve arter oklüzyonu
Prokainamid	Retina damarlarında budanma ve retina infaktı
Amikasin ve gentamisin	Makular iskemisi
Vankomisin (intravitreal enjeksiyon ile)	Hemorajik oklüsif retina vaskülopatisi
Ganglion hücre tabakası ve optik sinir hasarına yol açan sistemik ilaçlar	
Kinin	SD-OKT ' de ganglion hücre tabakasında hiperreflektivite Diffüz iç retina tabakalarında atrofi, retinal vasküler atenüasyon ve optik atrofi
Metanol	Erken dönemde optik sinir ve makula ödemi Optik atrofi Retinal vasküler atenüasyon
Makula ödemine yol açan ilaçlar	
Taksan grubu ilaçlar (Paklitaksel, dosetaksel)	Geri dönüşümlü makula ödemi
Nikotonik asid	Geri dönüşümlü makula ödemi
Glitazon türevi antidiabetikler (Rosiglitazon, pioglitazon)	
Fingolomid	Makula ödemi
Kristalin retinopatiye neden olan ilaçlar	
Tamoksifen	Fovea da çevresinde parlak kristalin depozitler Makula ödemi SD-OKT' de elipsoid zon kaybı
Kantaksantin	Makula etrafında halkasal olarak parlak kantaksantin depozitleri

Metoksifloran	İntravaskuler kristalin birikimleri
Talk embolisi	perfoveal retinal arteriollerde oklüzyon Periferik retina neovaskülarizasyonu
Elektroretinografi ve renkli görme bozukluklarına yol açan ilaçlar	
Fosfodiesteraz 5 inhibitörleri (Sildenafil, Tadanafil)	Geçici mavi görme bozukluğu Geçici anormal ERG cevabı Seröz makula dekolmanı Santral seröz koryoretinopati
Kardiak glikozitler	Geri dönüşümlü sarı renk görme bozuklukları
İsotretinon	Gece görme azlığı Anormal karanlık adaptasyonu ve anormal ERG cevapları
Vigabatrin	Görme alanında daralma ERG anormallikleri
Oküler toksisiteye yol açan diğer ilaçlar	
Rifabutin	Anterior ve posterior üveit
Asetolazamid ve topiramat	indüklenmiş miyopi Retinal ve koroidal katlantılar Koroid efüzyonu

KAYNAKÇA

1. Marmor MF, Hu J. Effect of disease stage on progression of hydroxychloroquine retinopathy. JAMA ophthalmology. 2014; 132:1105-1112.
2. Marmor MF, Carr RE, Easterbrook M, Farjo AA, Mieler WF. Recommendations on screening for chloroquine and hydroxychloroquine retinopathy: a report by the American Academy of Ophthalmology. Ophthalmology. 2002; 109:1377-1382.
3. Melles RB, Marmor MF. The risk of toxic retinopathy in patients on longterm hydroxychloroquine therapy. JAMA ophthalmology. 2014; 132:1453-1460.
4. Marmor MF, Kellner U, Lai TY, Melles RB, Mieler WF. Recommendations on screening for chloroquine and hydroxychloroquine retinopathy (2016 revision). Ophthalmology. 2016; 123:1386-1394.
5. Okun E, Gouras P, Bernstein H, VonSallmann L. Chloroquine retinopathy: a report of eight cases with ERG and dark-adaptation findings. Archives of Ophthalmology. 1963; 69:59-71.
6. Craythorn JM, Swartz M, Creel DJ. Clofazimine induced bull's eye retinopathy. Retina. 1986; 6:50-52.
7. Haimovici R, D'Amico DJ, Gragoudas ES, Sokol S, Group DRS. The expanded clinical spectrum of deferoxamine retinopathy. Ophthalmology. 2002; 109:164-171.
8. Gabrielian A, MacCumber MM, Kukuyev A, Mitsuyasu R, Holland GN, Sarraf D. Didanosine-associated retinal toxicity in adults infected with human immunodeficiency virus. JAMA ophthalmology. 2013; 131:255-259.
9. McCannel TA, Chmielowski B, Finn RS, Goldman J, Ribas A, Wainberg ZA, McCannel CA. Bilateral subfoveal neurosensory retinal detachment associated with MEK inhibitor use for metastatic cancer. JAMA ophthalmology. 2014; 132:1005-1009.
10. Raza A, Mittal S, Sood G. Interferon-associated retinopathy during the treatment of chronic hepatitis C: a systematic review. Journal of viral hepatitis. 2013; 20:593-599.
11. Moschos MM, Nitoda E. The impact of combined oral contraceptives on ocular tissues: a review of ocular effects. International journal of ophthalmology. 2017; 10:1604.
12. Tsang SH, Sharma T. Drug-Induced Retinal Toxicity. Atlas of Inherited Retinal Diseases; Springer; 2018: 227-232.
13. G Schwartz S, Grzybowski A, Wasinska-Borowiec W, W Flynn H, F Mieler W. Update on pharmacologic retinal vascular toxicity. Current pharmaceutical design. 2015; 21:4694-4697.
14. Behera UC, Singh A, Jain L, Desai A. Serial Swept-Source Optical Coherence Tomography Features of Gentamicin Macular Toxicity: A Glimpse Into the Injury Cascade. Ophthalmic Surgery, Lasers and Imaging Retina. 2018; 49:456-459.

15. Yeo DCM, Zhao D, Smith M, Al-bermani A. Optical coherence tomography and fundus fluorescein angiography of a case of macular toxicity from intravitreal amikacin. BMJ case reports. 2016; 2016.
16. Witkin AJ, Shah AR, Engstrom RE, Kron-Gray MM, Baumal CR, Johnson MW, Witkin DI, Leung J, Albini TA, Moshfeghi AA. Postoperative hemorrhagic occlusive retinal vasculitis: expanding the clinical spectrum and possible association with vancomycin. Ophthalmology. 2015; 122:1438-1451.
17. Su D, Robson AG, Xu D, Lightman S, Sarraf D. Quinine toxicity: Multimodal retinal imaging and electroretinography findings. Retinal Cases and Brief Reports. 2017; 11:S102-S106.
18. Klein KA, Warren AK, Baumal CR, Hedges TR. Optical coherence tomography findings in methanol toxicity. International journal of retina and vitreous. 2017; 3:36.
19. Shih C-H, Lee Y-C. Impaired retinal pigment epithelium in paclitaxel-induced macular edema: A case report. Medicine. 2018; 97.
20. Zhao G, Green CF, Hui Y-H, Prieto L, Shepard R, Dong S, Wang T, Tan B, Gong X, Kays L. Discovery of a highly selective NAMPT inhibitor that demonstrates robust efficacy and improved retinal toxicity with nicotinic acid coadministration. Molecular cancer therapeutics. 2017; 16:2677-2688.
21. Motohashi Y, Kemmochi Y, Maekawa T, Tadaki H, Sasase T, Tanaka Y, Kakehashi A, Yamada T, Ohta T. Diabetic Macular Edema-Like Ocular Lesions in Male Spontaneously Diabetic Torii Fatty Rats. Physiological research. 2018; 67:423-432.
22. Heath G, Airody A, Gale RP. The ocular manifestations of drugs used to treat multiple sclerosis. Drugs. 2017; 77:303-311.
23. Todorich B, Yonekawa Y, Thanos A, Randhawa S. OCT angiography findings in tamoxifen maculopathy. Ophthalmology Retina. 2017; 1:450-452.
24. Neuville J, Yevseyenkov V. Spectral domain OCT imaging techniques in tamoxifen retinopathy. Optometry and Vision Science. 2015; 92:e55-e59.
25. Challiol C, Bastien A, Giambruni J, Meijide NF. Retinal toxicity due to canthaxanthin. Case series. Archivos de la Sociedad Española de Oftalmología (English Edition). 2018; 93:411-415.
26. Bullock JD, Albert DM. Flecked retina: appearance secondary to oxalate crystals from methoxyflurane anesthesia. Archives of Ophthalmology. 1975; 93:26-31.
27. Kresca LJ, Goldberg MF, Jampol LM. Talc emboli and retinal neovascularization in a drug abuser. American journal of ophthalmology. 1979; 87:337-339.
28. Luu JK, Chappelow AV, McCulley TJ, Marmor MF. Acute effects of sildenafil on the electroretinogram and multifocal electroretinogram. American journal of ophthalmology. 2001; 132:388-394.
29. Coscas F, Coscas G, Zucchiatti I, Bandello F, Soubrane G, Souïed E. Optical coherence tomography in tadalafil-associated retinal toxicity. European journal of ophthalmology. 2012; 22:853-856.

30. Weleber RG, Shults WT. Digoxin retinal toxicity: clinical and electrophysiologic evaluation of a cone dysfunction syndrome. Archives of Ophthalmology. 1981; 99:1568-1572.
31. Weleber RG, Denman ST, Hanifin JM, Cunningham WJ. Abnormal retinal function associated with isotretinoin therapy for acne. Archives of Ophthalmology. 1986; 104:831-837.
32. Malmgren K, Ben-Menachem E, Frisén L. Vigabatrin visual toxicity: evolution and dose dependence. Epilepsia. 2001; 42:609-615.
33. Ponjavic V, Gränse L, Bengtsson Stigmar E, Andréasson S. Retinal dysfunction and anterior segment deposits in a patient treated with rifabutin. Acta Ophthalmologica Scandinavica. 2002; 80:553-556.
34. Stanescu B, Michiels J. The effects of acetazolamide on the human electroretinogram. Investigative Ophthalmology & Visual Science. 1975; 14:935-937.
35. Natesh S, Rajashekhara S, Rao A, Shetty B. Topiramate-induced angle closure with acute myopia, macular striae. Oman journal of ophthalmology. 2010; 3:26.